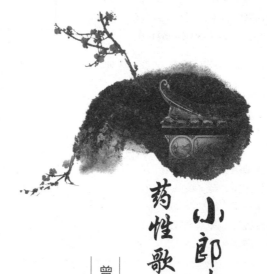

小郎中跟师日记③

药性歌括400味·上

曾培杰　丁润雅　著

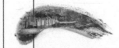

中国科学技术出版社

·北　京·

图书在版编目（CIP）数据

小郎中跟师日记.③,药性歌括400味.上/曾培杰,丁润雅著.—北京：中国科学技术出版社,2023.6

ISBN 978-7-5046-9641-0

Ⅰ.①小… Ⅱ.①曾… ②丁… Ⅲ.①中医学 Ⅳ.① R2

中国版本图书馆 CIP 数据核字 (2022) 第 100430 号

策划编辑	韩 翔 于 雷	
责任编辑	延 锦	
文字编辑	靳 羽	
装帧设计	佳木水轩	
责任印制	徐 飞	

出　　版	中国科学技术出版社
发　　行	中国科学技术出版社有限公司发行部
地　　址	北京市海淀区中关村南大街 16 号
邮　　编	100081
发行电话	010-62173865
传　　真	010-62179148
网　　址	http://www.cspbooks.com.cn

开　　本	889mm×1194mm　1/32
字　　数	191 千字
印　　张	8.5
版　　次	2023 年 6 月第 1 版
印　　次	2023 年 6 月第 1 次印刷
印　　刷	北京盛通印刷股份有限公司
书　　号	ISBN 978-7-5046-9641-0/R·2908
定　　价	32.00 元

内容提要

　　《药性歌括四百味》为明代医家龚廷贤所撰，在医药界流传颇广，影响很大，是一部深受读者欢迎的中医阐释性读物。该书以四言韵语文体，介绍了四百余味常用中药的功效和应用。其内容简要，押韵和谐，便于记诵，不失为初学者的良师益友。但因成书年代久远，有些文字比较深奥，错讹之处亦属难免。鉴于此，编者以原著为依托，在无损原著的前提下，结合编者日常所遇病例，采用讲故事的形式，分上、下两册，生动形象地讲述了各种药物的性味归经、主治及配伍方法等，轻松达到传播与教授中医文化及中草药知识的目的，非常适合广大中医药爱好者阅读参考。

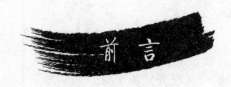

前言

　　生活不止眼前的苟且，还有梦想和远方。

　　我从事临床护理工作，将近十年的时间，每日奔波在病房和患者之间。直到有一天，自己的身体出现了疾病，做完手术后，躺在病床上，我不断地问自己：润雅，这是你想要的生活吗？这就是你想要的生活吗？

　　心中作答：不，这不是我想要的生活！

　　可我发现自己的回答竟然是那么的苍白无力。

　　值得庆幸的是，医院为了照顾我，把我分配到了相对轻松的理疗科，让我见识到针灸的厉害。

　　在网络上找到一位针灸老师，得到答复后，我毅然辞职，只身一人前往山东安丘。在老师的诊所里跟师学习针灸一年后，我发现自己仍然不敢往患者身上扎针。

　　但在这一年的时间里，我有幸阅读了两套书——《小郎中学医记》《任之堂跟诊日记》。我特别佩服作者的文采和余浩老师心怀天下苍生，他们为传承中医所做的努力，更让我读懂了中医药文化的伟大与神奇。

我对中药产生了浓厚的兴趣，并暗自下决心，一定要跟随作者学习中医草药。

技不精，不敢医人。

尚未征得曾师的同意，我就擅自来到五经富寻师，在被曾师屡次拒绝后，我仍然坚持留下来。半日跟师义诊，半日下田干活。在跟师义诊抄方过程中，我感受到了恩师心怀天下的大爱。为了普及中医，义诊后仍然每日笔耕不辍。

看到恩师每日风雨无阻地前去义诊；看到很多患者服用恩师开的处方康复后特地前来答谢恩师。

我会想恩师处方中的用药原理，会琢磨常见药物的药性，也会为背不熟《药性赋》而烦恼和自责。

随恩师下田干活，我被蚊子咬得上蹿下跳，看着小腿上被蚊子咬的包密密麻麻，会心疼自己；被蚂蚁咬到脖子，晚上疼得睡不着觉；被茅根扎到脚板没及时处理而化脓……

当经历过这些事情，我发现自己不再怨天尤人，感觉自己越来越强壮，自己越来越坚强！每天耳濡目染恩师的言谈举止，知道自己在努力成长，我发现自己比刚来这里时从容淡定了许多。

小美说：一切都是最美好的安排。

在这里，每日收获的点点滴滴，都将是我最美好的回忆！

感恩我的父母帮我照顾五岁的女儿，让我无后顾之忧；感恩先生对我每次做决定的赞同与支持，让我安心学习；感恩恩师对我的考验与教导，让我知道实现梦想需要不断付出努力和勤奋；感恩陈老师为我的跟师日记所付出的时间与精力，让我知道身后还有一批默默无闻的中医知识普及者。

感恩老师和孩子们，让我的生命更加丰满……

感恩所有的人，所有的事，感恩遇见！

丁润雅

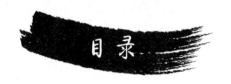

目 录

壹

贰

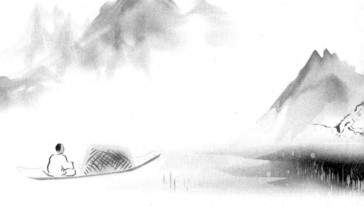

1.

人参、黄芪、白术、茯苓

新的一天，开启新的"精神食粮"充电模式。

老师说：我们每日一讲草药像蚂蚁搬家，虽慢却充实；每周一讲中医人生、养生格言，像轻舟飞渡，虽快内容却值得久久回味。

《药性歌括四百味》虽然有四百味药物，但每味药只有短短的十六个字。这十六字能成为中医经典传承下来，有如虎啸深山，大吼一声，百兽听命。

所以歌括的讲解必须累积在无数次的蚂蚁搬家与轻舟飞渡的基础之上。

人参味甘，大补元气。

止渴生津，调营养卫。

人参味甘。甘能缓急，甘甜益力生肌肉，甘又入脾，脾主四肢，能够强健肌肉。因此，体虚的人可用牛大力、人参、枸杞子、龙眼肉煮水服用，增强身体抵抗力。

大补元气。元气是指从父母继承来的肾精，以及后天吸入空气中的清阳之气、吃进去的水谷之气，合称为人体元气。

人意外伤害大失血后，易出现脱证，用单味人参浓煎灌服，可固气血，摄津液，护元气。

止渴生津。夏天天气炎热，人易出汗，口干口渴，这时可以服用生脉饮，能有效地固汗解渴。

调营养卫。营，指营气、营血；卫，指卫气，即保卫人体的气，相当于人体的"金钟罩"。妇人生产后，免不了要碰冷水，导致手脚冷凉，心慌气短，饮食不化，可用桂枝汤（桂枝、白芍、生姜、大枣、甘草）加人参，以调和营卫，补气固表。

黄芪性温，收汗固表。

托疮生肌，气虚莫少。

黄芪性温。温药可祛寒，劳者温之。

收汗固表。小孩抵抗力差，被风吹后易流清鼻涕，可用姜汁送服玉屏风散（黄芪、白术、防风），有益气固表之功。

托疮生肌。顽固痤疮久治不愈，多因气血不足，应扶正以托邪外出。用透脓散（黄芪30克，当归5克，川芎5克，穿破石5克，皂角刺5克），可使气血充盈，脓透邪出，就像山间出土的笋，不断脱壳才能生长出竹。

气虚莫少。人老后各脏腑器官功能衰退，出现脱肛、胃下垂、子宫脱垂、疝气等，这时可用补中益气汤（柴胡、当归、人参、黄芪、白术、升麻、陈皮、甘草），以补中益气，升阳举陷。

白术甘温，健脾强胃。

止泻除湿，兼祛痰癖。

人体感冒后输液易造成咳嗽，咳痰清稀，用四君子汤（白术、党参、茯苓、甘草），加陈皮、炒麦芽，以行气理气，强健脾胃，将痰饮化为人体所需津液，而不是见痰治痰。就像生产线上出现了残次品，不应该在残次品上找原因，而是要修理生产线。

孩子拉肚子，一天七八次，用七味白术散（四君子加藿香10克，木香5克，葛根10克）补气升陷，以土克水。

慢性支气管炎多因水饮停于中焦，引起胸胁支满，短气而咳，苔白滑，脉弦滑，用苓桂术甘汤（茯苓、桂枝、白术、甘草），以温阳化痰，健脾利湿。

茯苓味淡，渗湿利窍。

白化痰涎，赤通水道。

茯苓味淡，淡味入腑通筋骨。

人久坐后，湿邪内停，可导致脱发，就像养在花盆里的花，如果盆底孔被堵，上面还不断浇水，根部被水腐蚀，叶黄枯落。茯苓粉煮粥或冲服，可利水渗湿，相当于花盆底被堵的孔被通开，能利出多余的水湿。

白茯苓偏于化痰；赤茯苓偏于利水消肿，清利湿热。

人参、黄芪、白术，就像粮管局的领导，身居要职，随时随地为人体提供精微物质。茯苓则是水利部的干将，合理地疏通每一条水道，避免体内洪水泛滥。

当然，各部门需要互相沟通，互相作用，共同达到内环境平衡。

患者，女，五十多岁，自述服用上次处方后，颈椎疼痛已缓解，视物时也不会昏花模糊，但感觉还是有头部嗡嗡作响的症状。

我问："确定不是耳朵里响？"

患者摇头，说："是头。"

老师把脉说："肾精亏虚。肾主骨，生髓藏精，肾精能够充养骨髓，补充髓海，肾精不足则失眠、健忘、耳鸣头响，每天可吃三个核桃。"

四逆散（柴胡、白芍、枳壳、炙甘草），加颈三药（葛根25克，丹参20克，川芎5克），加骨碎补30克，石菖蒲15克，黄芪30克，杜仲10克，肉苁蓉20克，白芷5克。5剂。

骨碎补、杜仲、肉苁蓉归肝肾经，具有补肝肾精血，强筋骨等功效，养其真。

石菖蒲可开九窍，当然也包括开脑窍。

黄芪补气，白芷、川芎上行头面，可引药入头面部，可活血行气止痛。

我们在农场给菜浇水施肥，老师铲土，说："马上就要立冬了，我们要多割一些草木灰，留到以后给蔬菜施肥。"

冬天一来，春天亦近，雨水多后，不便收集肥料……

老师说："润雅，你来给大家讲讲病名、病症、病证的区别，不要紧张，有遗漏的我来补充。"

我说："病名就是疾病的名称，如腰痛、腿酸、心肌梗死、支气管炎等；而病症则是疾病所表现出来的症状，如突发心肌梗死时会出现心慌、心悸、气短、呼吸困难等症状。病证是脏腑所产生的疾病，如心肌梗死从中医角度来看，多因心气虚所致，就相当于树的枝干上有许多小枝干，枝干上又长出许多叶子一样。"

老师听后笑着说："一位患者来看病，诉腰痛、腿凉，夜间尿频、尿急，我们给他下的病名为腰痛，而腿凉、尿频、尿急则是病症。由于肾主腰脚，阳气不足，命门火衰就会出现脚凉、尿频、尿急，就像灶里的火太小了，不能把水煮沸、把食物煮熟一样。这位患者的病证就称为肾阳虚，可用附子、肉桂、仙茅、肉苁蓉、淫羊藿之类的药物，以湿补肾阳……"

弟子：师父，用人参治疗大汗淋漓、大出血之脱证的机制是什么？

师父：有形的津血不能速生，无形的阳气应当急固。人参大补元气，气能摄血摄津液，元气已回，津血自固。

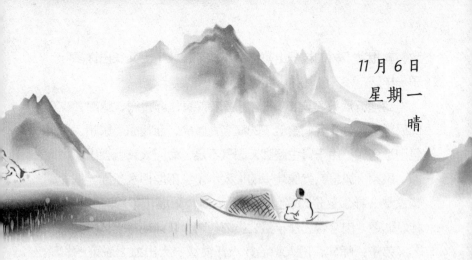

2.
甘草、当归、白芍、赤芍

学药容易用药难，不下功夫总是闲。

光学不用空费力，学完百味亦徒然。

中医人最重视临床与实践相结合。

甘草甘温，调和诸药。

炙则温中，生则泻火。

甘草性温，味甘。甘入脾土，能缓，温则暖，可让体虚之人得补。唯有中满不食甘，脾胃有湿热不可用甘草，若必须要用则加行气理气药，如陈皮、砂仁。

凡用纯寒、纯热之药，必用甘草缓其力。寒热相杂亦用之，调和其性无攻击。

有人吃过凉或过热的食物后胃会难受，可用半夏泻心汤

（半夏、黄连、黄芩、人参、干姜、大枣、甘草），和其阴阳，调其升降，顾其虚实。

一位小学年轻老师患遗尿症，白天有尿遗出，夜间加重，舌白润，无苔，入睡后易流口水，大便溏薄，小便清长，遂求治于中医。

医生认为，金生水，治水者必先治于气，治肾必先治于肺，此病虽源于肾，但温肺可化水。于是用炙甘草24克，干姜9克。3剂后，遗尿大减，5剂后，诸症尽除。

喜食煎炸烧烤的人会发现，时间久后口苦口干，大量饮水也不解渴，开口说话时嘴里有一股浊腐的气味，大便秘结不通，苔黄，脉滑实。这时用大黄10克，生甘草5克，水煮温服，可通腑泄热。

当归甘温，生血补心。

扶虚益损，逐瘀生新。

当归能补血，同时还能加强肠道蠕动。在中药里既能补血又能行血的药，除了鸡血藤，就是当归。

当归归心、肝、脾经，脾统血，肝藏血，心主血。人体有形之血通过肝供给心脏，心脏得到血液的补充，则功能正常，虚损自除。

张锡纯的活络效灵丹（当归、丹参、乳香、没药）可治疗气血凝滞，癥瘕积聚，腿疼臂痛，内外疮疡，其中当归起到了不可忽视的作用。

白芍酸寒，能收能补。

泻痢腹痛，虚寒勿与。

白芍性寒，味酸，酸能收能降，久坐在电脑前的工作者易颈僵，头昏脑涨，用葛根50克，白芍30克水煎服，可有效缓解症状。

体虚之人易患崩漏，手脚冰凉，用归脾汤加白芍 30 克，能止崩漏。

进食不干净的食物后引起湿热痢疾，出现腹痛，脓血便，赤白相兼，里急后重，肛门灼热，苔黄腻，脉弦数，芍药汤主之（白芍、槟榔、大黄、黄芩、黄连、当归、官桂、甘草、木香），清热燥湿，调气和血。

值得注意的是，体温偏低，舌苔白，脉象沉迟之人不宜使用白芍。

赤芍酸寒，能泻能散。

破血通经，产后勿犯。

赤芍归肝经，能清热凉血，活血化瘀，具有凉血不留瘀、活血不妄行的特点。

王清任六个逐瘀汤方，其中五个都用到了赤芍，说明其清热凉血、散瘀止痛之功显著。

妇人产后，百脉空虚，此时不宜用赤芍来疗诸病。

甘草为药中国老，调和诸药药性，单用可治疗咳嗽，加入辨证方中也能发挥其强大的治疗功效。

当归，归身养血，归尾破血，全归可养血活血。

白芍配甘草为芍药甘草汤，能够治疗全身经脉拘挛所引起的疾病。而赤芍的主要作用为活血，兼凉血。

患者，男，50 岁，嘴唇乌黑，面色灰暗，自诉咽喉干痒，腰膝酸软。之前在医院检查诊断为慢性咽炎、腰椎间盘突出症，最近咽部干痒较甚，喝水也得不到缓解。

老师观其面部颜色，说："你大便也不好。"

又指了指患者发红的手掌心，说："你肝也不好，脾气易急躁，血脂也偏高。"

患者点头说："我有脂肪肝。"

老师说："酒是穿肠毒药，肝脏不好的人不能吃鸡蛋、牛奶等滋腻的食物，另外酒也别碰。"

患者说："我平时就好这口酒。"

怪不得患者说话时有一股酒味，大清早就开始喝酒，说明酒已是他的生活嗜好。

老师不再多说，予四逆散（柴胡、白芍、枳壳、甘草），加玄参、麦冬、桔梗、陈皮、炒麦芽、火麻仁各20克，金银花10克，败酱草15克，丹参20克，石菖蒲5克。5剂。

平时咽喉干痒可买中成药玄麦甘桔颗粒，按说明书服用。

老师开的汤方里就包含玄麦甘桔汤（玄参、麦冬、甘草、桔梗），玄参清热解毒，养阴润肺；麦冬甘寒，补心清肺；甘草宣肺利咽，缓急止痛；桔梗宣肺祛痰。适用于阴液耗伤所致的咽喉干燥疼痛。

金银花、败酱草味甘寒，能清热解肝毒；火麻仁润肠通便；丹参、石菖蒲开心窍，活血化瘀。

在农场时我说："那些菜籽都发芽了，栽种的青菜也活过来了。"

老师说："现在你的眼里只有青菜了。"

走路的时候，眼里只有路，路边的农药瓶未看到。老师说，金宝这方面比我做得好。我点头称是。

刘晓伟师兄、林师兄（阴阳九针的践行者、传播者）和另外三位朋友一起来到农场，随老师干活。老师带他们认识农场的草药，并讲解各草药的功效。

刘师兄还在手机上记录：芳香四君子为紫苏、薄荷、金

不换、山苍树根……我发现人是否会学习，从一个小举动就足以说明。

芳香定痛祛寒湿，苦寒清火消炎热……

回住处的路上，老师说：我们现在学习《药性歌括四百味》，虽然讲得快，但对每味药要有针对性。不求全部背诵，但熟读是必须的，然后再挑拣出自己的精兵悍将加以背诵，这是临床实践前的必要过程……

弟子："师父，药性背诵后，一段时间不看又忘了。"

师父："书山有路勤为径，学海无涯苦作舟。没有人可以通过投机取巧获得书中知识，一步一个脚印才是知识积累的过程。"

3.
生地黄、熟地黄、麦冬、天冬

读得书多百不忧，不须耕种自有收。

随时行坐随时用，到处人间到处求。

惊天事业书中出，举世文章笔下修。

日里不怕人借去，夜里不怕人来偷。

风吹雨打无伤害，一世风光到白头！

成长决定性格，知识决定命运，善知识决定好命运！

生地微寒，能消温热。

骨蒸烦劳，养阴凉血。

肺癌晚期患者咳嗽咯血，发热难受，用五鲜饮（鲜地黄、鲜雪梨、鲜百合、鲜白茅根、鲜莲藕）清热养血，如果有立冬前后的蜂蜜，效果更好，可润六腑补五脏。

更年期妇女心烦口渴，烦躁不安，骨头像被火烧一样，夜热早凉，舌红少苔，脉细数，用青蒿鳖甲汤（生地黄、青蒿、鳖甲、知母、牡丹皮）养阴透热。

生地黄可滋阴凉血，青蒿、鳖甲内清外透，使阴分伏热宣泄而解，知母滋阴降火，牡丹皮泻血中伏火。如果兼肺虚，可加沙参、麦冬滋阴润肺。

年老者阴虚津伤，肠燥便秘多见，用增液汤（玄参、麦冬、生地黄）增液润燥，使大肠顺畅排出。正如河道里有水，河里的船才能行走。

熟地微温，滋肾补血。

益髓填精，乌须黑发。

女性以血为先天，血虚者面色淡白，头晕眼花，心悸多梦，月经量少，甚至闭经，手脚冰凉，用四物汤（熟地黄、当归、白芍、川芎）补血养血。

一位患者因工作压力大，又经常熬夜，过度用心动脑，导致头晕目眩，腰酸腿软，出现脱发，黑发也不断变白，于是寻求中医治疗。

熬夜伤肾，又经常上网，过度用眼、用脑，暗耗肝血，盗用肾精。发为血之余，肝血肾精被盗用光了，哪还有多余的气血上达头皮，濡养毛发。

患者表示少用心脑，按时休息，身体好才能胜任工作！

熟地黄 30 克，肉桂 3 克，陈皮 5 克，水煎服，用后患者症状随药而消失。

熟地黄补肾，腰为肾之府，肾气经督脉通于脑，脑为髓海，补肾生髓，荣养大脑，头部得到精髓供应就不会出现头晕、脱发。

肉桂可加强心脏主血的力量，陈皮可防止熟地滋腻碍胃。

麦门甘寒，解渴祛烦。

补心清肺，虚热自安。

有位老人晚上睡觉时口干口渴，喝水也不缓解，人也比较烦躁。

老师告诉她用麦冬、石斛各 10 克，平时泡水代茶饮，喝上一段时间后，老人就不会因口渴起床而影响睡眠了。

干咳少痰，食物难以下咽，形体消瘦，脉细数，舌红少苔，此为虚火上逆，用麦门冬汤（麦冬、半夏、人参、粳米、大枣、甘草）清养肺胃，降逆下气。

熬夜后虚火上炎，咽痛，喝水不解渴，用玄麦甘桔颗粒。

天门甘寒，肺痿肺痛。

消痰止嗽，喘热有功。

肺枯萎了，长了疮痛，用天冬、麦冬加蜂蜜熬膏，养阴滋肺，润燥滋枯。肺得到滋养后变柔软，就像干裂的树木逢春雨。

痰黏为热，清稀则为寒，需要健脾，用四君子汤（白术、党参、茯苓、甘草）。如痰黏难咳，则要养阴，用知母、贝母、款冬花、麦冬、天冬各一把煮水喝。

013

天冬治疗热喘、口臭的功劳很大。三才汤专治发热，消渴，喝水都不解渴的气阴两虚患者。天冬、人参、生地黄补气养阴生津。

生地黄、熟地黄为孪生兄弟，都能养阴生津，不同之处在于生地黄性微寒，可清热凉血；熟地黄滋腻性较大，善于补血滋阴。

麦冬、天冬同为补阴药，都能滋肺胃阴，清肺胃热。不

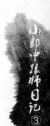

同之处在于麦冬偏于益胃生津，清心除烦；而天冬较滋腻，能滋肾阴，降虚火。

患者，女，35岁，脸色苍白，自诉乏力，体倦，头晕目眩，月经量少。

老师说："嘴唇苍白，手无血色，按压指甲呈苍白色，久久无血充盈，此为气血亏虚。"

患者点头，述在医院做过检查，确属贫血，也用过一些补血药，效果均不明显。

四逆散（柴胡、白芍、枳壳、炙甘草），加生血汤（熟地黄、何首乌、当归各5克，黄芪30克，党参10克，肉桂3克，鸡血藤30克，大枣5枚），陈皮3克。5剂。

另每天嚼服3颗红枣，每日三枣容颜不老，健脾补血。

熟地黄、制首乌归下焦肾，益髓填精。

当归、白芍养肝血，黄芪、党参健脾胃，补气力。

肉桂强大心脏力量，大枣补脾胃肺气。

鸡血藤通从头到脚的经络，让血在身体内流动顺畅。

陈皮行气理气，让补药不呆滞。

我们在农场干完活，坐在石凳上休息。老师望着紫苏、金不换说："谈谈你们对花升子降，梗通叶散的理解。"

花开在枝头，代表着人的头面，而果实质沉，在人体中是往下降的。梗相当于人体的躯干，可以沟通上下，让气血对流。叶就像是人体的手臂，挥舞可以散……

我摸摸头，自己都不知道该怎么解释。

老师说："以眼前这棵紫苏为例，花开向上，活血养颜。子主下垂，可降。梗在中央，调和上下，能升能降，称为通。苏叶在旁边，主宣发，姑其性散，可散风寒。

中医人要有取类比象思维，你们在这方面还有所欠缺，要勤加练习，这比在课本上学到的知识更便于理解。"

弟子：师父，为什么大病小病都可用阴阳升降思路来分析？

师父：智者察同，愚者察异。为人也好，处事也罢，治病用药也一样具有共通性。

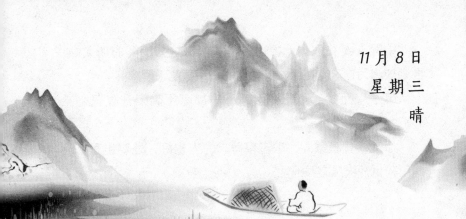

4.
黄连、黄芩、黄柏、栀子

小小不吃苦，大了吃泥土。
小小不读书，大了无眼珠。
小小不练功，到老一场空。
小小不知爱，大了爱全无。

黄连味苦，泻心除痞。
清热明眸，厚肠止痢。
黄连是苦寒清火消炎热的代表药。
过去孩子一出生，孩子奶奶会用筷子蘸点黄连水放进孩
子嘴里，让他知道苦；还会蘸点甘草水，放在孩子嘴里，让他
明白苦尽甘来。

黄连可泻心火，除脾胃中湿热。熬夜加班后易患口腔溃疡、口臭，口中疮痛，导致吃不下饭，睡不好。这时用黄连6克，石菖蒲3克，水煎服。

舌为心之苗窍，口舌生疮，多为心火郁热。用菖连饮往往能治疗，因黄连善清心经火，菖蒲开九窍，引药入心经。

熬夜后眼珠发红发胀，用黄连水加少许珍珠粉调制后滴入眼睛，可清眼珠热。

大肠湿热所致痢疾，舌尖红，大便脓血，里急后重，发热腹痛，可用香连丸清热化湿，行气止痛。黄连有清热燥湿，泻火解毒功效，而木香苦降，可行大肠之滞气。

黄芩苦寒，枯泻肺火。

子清大肠，湿热皆可。

黄芩苦寒，偏重于降肺火及清上焦实热，凉血止血。

黄芩入药分为两种，一种是长老后中空枯萎的黄芩，叫枯芩，入人体肺部，清肺部之火；子芩是新长出来的，内里坚实质重，可直入内清大肠。

湿热所致的疾病都可用黄芩，最典型的是乙字汤治疗湿热在下焦引起的痔疮出血。

黄柏苦寒，降火滋阴。

骨蒸湿热，下血堪任。

黄柏苦寒，善于清下焦湿热引起的白带黄浊臭秽、阴道炎、脚气肿痛等。

夜间入睡后潮热盗汗，口干咽痛，耳鸣，虚火牙痛，小便短赤，多由阴虚火旺所致，可用知柏地黄丸（知母、黄柏、熟地黄、山茱萸、山药、牡丹皮、泽泻、茯苓）滋阴降火。

人体阴液不足，就像车子没水会发热，要在辨证方中加入黄柏，以除骨蒸，退虚火。

湿热所致疾病，如痛风、口苦、尿黄赤等，用四妙散（黄柏、苍术、炒薏苡仁、川牛膝），加土茯苓、猫须草，清热利湿止痛。

痔疮出血，白带黄浊臭秽，可用黄芩。

栀子性寒，解郁除烦。

吐衄胃热，火降小便。

心中虚烦不得眠，心胸时感懊恼，用栀子豉汤（栀子、淡豆豉）清热除烦。栀子能清热泻火，淡豆豉能宣发郁热，两药相配可让心肾相交而入眠。

栀子归心、肺、三焦经，善清心肺三焦之火，能凉血止血，可清气分热，又可除血分热。因此，各种原因所致的血热吐衄、胃火胃热痛都可用。

栀子外敷还可治疗脚崴伤。

肝胆湿热所致的黄疸，表现为目黄、身黄、小便黄赤，用茵栀黄口服液。

茵陈、栀子、黄芩清热解毒，利湿退黄，多用于急慢性肝炎患者。

黄连、黄芩、黄柏性味均属苦寒，苦能燥湿，寒能清热。黄连清热燥湿，泻火解毒之力最强，善泄心火，清中焦湿热；黄芩则以泻肺火及上焦实热为主；黄柏善清下焦湿热；栀子清气分、血分热，善泄上中下三焦之火而除烦。

患者，女，30余岁，自诉心中虚烦，唇上长疮，闭经3个月余，平素焦虑不安。

老师把完脉后说证属上热下寒。由于上焦有火，总想吃一些冰冷寒凉的东西来降火，而冰冷寒凉的东西吃下去后会导致闭经，手脚冰冷。

老师嘱其要少熬夜，多食温和的食物，睡前泡脚后搓揉涌泉穴，可赤脚行走锻炼。

四逆散（柴胡、白芍、枳壳、炙甘草），加栀子、淡豆豉、川牛膝、陈皮、炒麦芽、益母草、小茴香、泽泻。5剂。还可按揉或艾灸血海穴。

益母草性微寒，能活血调经，适用于血瘀所致闭经、痛经。

小茴香性温，能温中散寒止痛。

栀子、淡豆豉合用又称栀子豉汤，源于《伤寒论》，用于胸中虚烦不得眠。栀子色赤入心，能泄热除烦，淡豆豉宣发郁热，因此热在上焦者，栀子豉汤主之。

川牛膝可引上半身风火实热瘀痰，浮火亢热下行。

泽泻能够利水渗湿，泄下焦湿热。

我们在农场给蔬菜浇水，栽植的蔬菜再过四五天就可采摘食用，播下的种子该发芽的已经发芽了，该长高的也在不断地长高。

我们把沤好的草木灰用蛇皮袋装好，集中放置。随后我用桶挑草木灰给蔬菜施肥，累得我龇牙咧嘴，说明体力还是跟不上，继续努力挑吧！

老师问我们《药性歌括四百味》能背诵几味，我们摇头。

老师说："背诵呀，不能讲一味丢一味，四百味结束，什么也没学到就不好了。"

又说："名师不是教会你们很多知识，而是在适当的时候帮你们修剪枯枝烂叶，让你们能够长成参天大树……"

弟子：师父，您看这片松树，我们刚见到它们的时候还好小呢！

师父：山中也有千年树，世上难逢百岁人。我们的生命是有限的，要好好利用有限的时间做有意义的事。

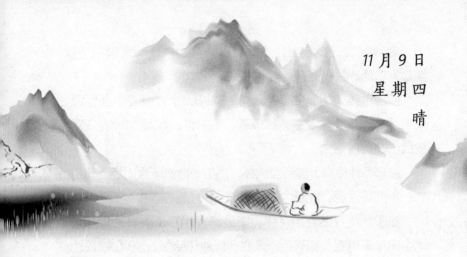

5.
连翘、石膏、滑石、贝母

养身容易修心难，杂念纷飞总是闲。

名闻利养常挂碍，锦衣玉食也徒然。

连翘苦寒，能消痈毒。

气聚血凝，湿热堪逐。

连翘苦寒，能清热解毒。

连翘为疮家圣药，其质轻，善于飘扬，故能流通气血，治疗十二经气聚血凝。

在《杨氏家藏方》中，用连翘散（连翘、鬼箭羽、瞿麦、炙甘草）各等分打成细粉，治疗瘰疬结核不消，每服两钱，临睡时以米泔水调服。

风热感冒，温病发热初起，身热，微恶风寒，头痛，口干咽痛，常用连翘30克，加金银花适量，煎汤服用，可散风热，解热毒，微汗后，病若失。

石膏大寒，能泻胃火。

发渴头疼，解肌立妥。

外感风邪，邪热壅肺，身热不解，咳逆气急，鼻扇，口渴，苔薄白或黄，脉滑而数者，用麻杏石甘汤（麻黄、杏仁、石膏、甘草）辛凉宣泄，清肺平喘。

逢年过节后牙痛，口疮口臭，牙龈出血，头痛，舌红苔黄，脉滑数，用清胃散（升麻、黄连、当归、生地黄、牡丹皮、石膏）清胃凉血。

外感风热头痛眩晕，面红目赤，口渴喜饮，小便黄，大便秘结，舌红苔黄，脉浮数，用芎芷石膏汤（川芎、白芷、石膏、藁本、羌活、菊花）散热止痛。

伤寒、温病、暑病余热未清，气津两伤，身热多汗，心胸烦热，气短神疲，舌红少苔，脉虚数，用竹叶石膏汤（石膏、竹叶、人参、麦冬、半夏、甘草、粳米）清热生津，益气和胃。

滑石沉寒，滑能利窍。

解渴除烦，湿热可疗。

滑石沉寒，寒能清热走下焦，利下焦湿热。

滑石常与木通、车前子、瞿麦配合，治疗热淋、石淋，尿热涩痛。值得注意的是，滑石块需要先煎，滑石粉则用布袋包煎。

感受暑湿后引起发热，身倦口渴，小便短黄，用六一散（滑石、甘草）清暑利湿。六一散外用可治疗痱子。

夏天足趾发痒，用滑石、黄柏、青黛、枯矾打粉后外敷，可敛疮生肌。

贝母微寒，止嗽化痰。

肺痈肺痿，开郁除烦。

秋天天气干燥，伤风后咳嗽，痰稠，多气喘，咳起来声音像裂开的钟声，用川贝枇杷膏润肺化痰，生津补气，止咳平喘。

肺部痈疮肿毒积聚，用仙方活命饮加肺部引经药鱼腥草、金荞麦清热解毒，消肿散结。

肝气郁结后导致颈咽部有瘰疬，用四逆散加消瘰丸以解郁除烦，化痰散结。

连翘是清热解毒的通用药，为治疗阳性疮疡要药。

石膏清泻肺胃实火，诸经有热，总清阳明，石膏泻阳明之火，诸经之热，随之而平。

滑石则可利尿通淋，外用可祛湿敛疮。

贝母分为川贝母、浙贝母，两者均可清热化痰止咳，散结消痈。川贝母偏于润肺止咳，用于内伤久咳、燥咳，痰中带血。浙贝母开郁解毒，散结消痈力强，用于痰火郁肺所致咳嗽、瘰疬、疮毒、肺痈。

患者，女，50岁余，自诉腰酸腿软，耳鸣，焦虑，生气着急后耳鸣加重。

老师说："这是肝气郁结所致。你别啥事都挂在心上，与自己较劲，与亲人较劲。人生一世，草木一秋，何不开心过好每一天？"

四逆散（柴胡、白芍、枳壳、炙甘草）加腰三药（黄芪、杜仲、枸杞子），骨碎补20克，陈皮5克，炒麦芽10克，香附5克，川芎5克。3剂。

柴胡、香附、川芎合用又称通气散，具有疏肝理气的作用，可用于因生气、着急引起的耳鸣耳聋，不闻雷声。

骨碎补为伤科接筋续骨的要药，具有补肾强骨的作用，不仅能治疗肾虚牙痛，还可治疗肾虚引起的耳鸣耳聋。

老师对患者说："你服药后，脾气要改改，只服药不改脾气，效果不大，如果再次复发耳鸣耳聋，就不好治了。"

患者点头，连连称好。

冬至已过，五经富还可穿短袖下田干活，配合老师开荒，用锄头铲地除草，还种了甘蔗。

老师让我们说说白术的功效，以及我们对白术的理解。

白术像温润如玉的君子，可以强健脾胃，属于补气药，可以止汗，治疗小孩流口水，还可治疗脾虚气弱引起的胎动不安。

老师补充白术重用可治疗便秘、腰肌劳损、顽固性青春痘，还有一些久治不愈的疾病，可在辨证方中加入白术扶土健脾。记住，万物从土中生，亦从土而归，只要脾土旺盛，周身气血运转正常，诸病皆可治愈。

弟子：师父，用七味白术散治疗脾虚腹泻的机制是什么？

师父：地气上为云，天气下为雨，泥泞道路需要阳光把水湿蒸上天空。

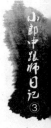

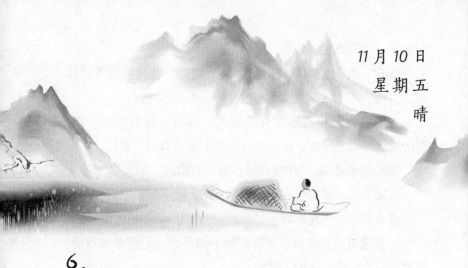

6.
大黄、柴胡、前胡、升麻

用药容易守口难，乱说乱吃总是闲。
守口不言空费力，纵然良药也徒然。

大黄苦寒，实热积聚。
蠲痰逐水，疏通便闭。

大黄苦寒，苦能降火，寒能清热，不仅能降身体内的火，
烧烫伤后，将大黄研末敷在患处，能够有效地清热止痛。

实热积聚，蠲痰逐水，疏通便闭。蠲，通捐、涓，除去、
清洁的意思。这个字我特地请教了陈师，陈师说中国文字，就
像一个基因库、数据库，里面有无穷的智慧和信息。

蠲痰，就是除痰的意思。六腑以通为用，痛则不通，通

则不痛，瘀血经闭，跌打损伤，常用大黄配桃仁、红花、当归活血通瘀。

阳明胃腑堵塞后，引起眼睛红肿、咽痛，常用一味大黄清热泻火。前几次提到吃完补药后引起眼睛红赤、流鼻血，也可用一味大黄5克，以泻火解毒。

便秘分为实热便秘、热结津伤便秘、冷积便秘，临床常在辨证方中加入大黄泄热通便，以治疗实热积滞便秘。

大黄还可利湿退黄。全身发黄，发热尿少，色如浓茶，舌红苔黄腻，脉弦数，用茵陈蒿汤（茵陈10克，栀子8克，大黄30克）利湿退黄。黄疸为浊阴外泛不能下排所致，大黄具有推陈出新，清新整条消化道、六腑的功效，从而达到退黄的作用。

柴胡味苦，能泻肝火。

寒热往来，疟疾均可。

柴胡味苦能泻火，归肝胆胃经，不仅可治疗流行性感冒、疟疾、慢性肝炎、胆结石，还可治疗待人时冷时热的情绪病、抑郁症等。寒热往来，口苦咽干，不欲饮食，小柴胡汤（柴胡、半夏、人参、黄芩、生姜、大枣、甘草）主之。

逍遥散中有柴胡，补中益气汤中也有柴胡，所以柴胡治疗中焦疾患，功不可没。

前胡微寒，宁嗽化痰。

寒热头痛，痞闷能安。

寒能疗热病、湿病，热而冷之，寒而温之。前胡归肺经，可疏散风热，宣发肺气，能宣能降，从而达到化热痰，止身热头痛的效果。

升麻性寒，清胃解毒。

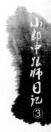

升提下陷，牙痛可逐。

升麻为发散风热之药，归脾胃经，可升脾胃的清阳之气，常与柴胡合用。由胃火引起的牙痛、齿痛、口疮、咽喉肿痛等，都可在辨证方中加入升麻，以清热止痛。

大黄有将军之称，善于荡涤肠胃积滞，推陈出新，可用于治疗实热积滞便秘。大黄又可入血分，故能凉血止血解毒。

前胡可用于肺经痰热咳喘，痰多而黄稠。

柴胡和升麻均可升阳举陷，用于气虚不足之脏腑下陷，柴胡主升左关肝胆之气，升麻主升右关脾胃清阳之气，两药经常配合使用，以调理中焦之气。

患者，男，30岁，自诉口苦咽干，胆囊有泥沙样结石。

老师问："平时是不是经常熬夜、不吃早餐，还喜欢吃煎炸烧烤？"

患者一一点头。

老师说："以后别熬夜了，煎炸烧烤也不要再吃了，鸡蛋、牛奶、肥肉也要忌食。管得住嘴，迈得开腿，这病就好治；管不住嘴，我们医生就得忙了。"

四逆散（柴胡、白芍、枳壳、炙甘草）加颈三药（葛根、丹参、川芎），加陈皮、炒麦芽、郁金、香附、威灵仙、金钱草、海金沙10克。7剂。

嘱患者服药后，一定要进行身体运动，越动效果越好。

海金沙、金钱草为治疗肝胆结石的要药。海金沙味甘咸性寒，咸能软坚，结石、结热、结块碰到咸味的中药就能变软，继而通过州都之官膀胱排出体外。

金钱草可以治疗胆结石。

黄疸走胆周身黄，金钱草是救命王。

炕干为末冲甜酒，草药更比官药强。

《中药大辞典》载：金钱草60～250克，每日1剂，治疗肝胆结石。

在农场时我正要用浓浓的草木灰水浇灌刚长出来的菜秧。

老师看见后说："种菜就像养小孩，孩子刚一出生就给他喂人参，你想想会有什么后果。"

我听后愣住了，这么浅显的道理我怎么会不懂，可做起来仍会犯迷糊。大道至简，要用大脑去做事。

晚上我们随老师去竹坑讲《弟子规》"对饮食，勿拣择；食适可，勿过则"。这次义讲面对的都是小学生，因此老师讲课的侧重点又不一样。

听着孩子们读《弟子规》时洪亮的声音，老师大大地赞扬了他们。

然后教孩子们读书三法：第一，声音洪亮；第二，吐字清晰；第三，言语缓慢。

我们吃饭时都会用筷子，老师又讲了筷子的几种表法。

第一，竹报平安。筷子由竹做成，竹子中间是空的，中空代表谦虚。

第二，筷子下部是圆的，上部是方的，上方下圆代表着处事之法，做人要方正，做事要圆通。

第三，竹有节，代表着节制，节制饮食，身体才能健康。

第四，筷子夹菜，要一动一静，意味着身动心静，此为益寿良方。

吃饭又关乎胃的消化吸收，所以要想养好自己的胃，要做到养胃五点：少点，慢点，软点，暖点，淡点。

最后，老师又和大家分享了几种养生粥。

若要身体好，煮粥加大枣。

若要不失眠，煮粥加白莲。

风热头痛证，菊花煮粥灵。

治疗腰腿疼，板栗煮粥用。

便秘补中气，藕粥最适宜。

止泻又健脾，粥煮扁豆米。

夏令防中暑，绿豆同粥煮。

口渴心烦躁，粥加淮山药。

想要利肠胃，玉米煮粥妙。

防治脚气病，糙米煮粥行……

弟子："师父，我们通过每日早课、每周周课，不断地普及中医知识，也是在做好事吗？"

师父："欲昌和顺须为善，要振家声在读书。心怀天下，多做有益于大众的事情。"

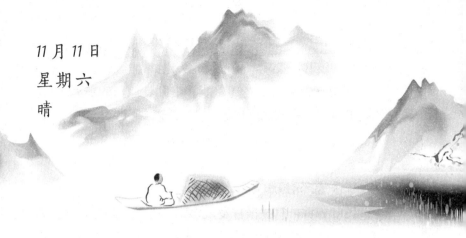

11月11日
星期六
晴

7.
桔梗、紫苏、麻黄、葛根

拜师容易信师难，不信明师总是闲。

自以为是空费力，胡搞瞎搞亦徒然。

早晨5点50分出门，真有黎明前的黑暗之感，早餐店里灯火通明，吃完早餐开启新一天的工作。清洁工的垃圾车里已经有大半车斗的垃圾，我以为自己是最早的，没想到有人比我工作的时间还要早。

桔梗味苦，疗咽痛肿。

载药上升，开胸利壅。

气味酸苦涌泄为阴，又苦寒清火消炎，一味药依据其性味就可知其功效，苦为火之味，桔梗归肺经，能够宣肺祛痰。外邪犯肺或热毒壅盛所致的咽喉肿痛，都会用上桔梗。

老师常用枳壳、桔梗、木香调理气机的升降，从而治疗多种原因导致的咳嗽。

桔梗为胸膈部的引经药，能够带领其他药的药力上行，既治疗咽痛，风寒或风热咳嗽，肺痈吐脓痰，又能宣通肺气，有"提壶揭盖"之功，可治疗癃闭、大便秘结。

紫苏叶辛，风寒发表。

梗下诸气，消除胀满。

紫苏叶芳香，气味辛甘发散为阳，芳香定痛祛寒湿，因此可用于治疗风寒感冒初起；另芳香入脾，脾胃气滞，妊娠呕吐，食用鱼蟹后中毒导致腹痛呕泻等，都可用苏叶来治疗。

解鱼蟹毒可用单味苏叶 50 克熬水，喝上一碗，症状就会消失。

苏梗辛温，能宽中理气。胃脘疼痛、胸膈痞闷、胎动不安等，都可用苏梗 5～10 克理气并降气。应该注意的是，不管是苏叶还是苏梗均不宜久煎。

麻黄味辛，解表出汗。

身热头痛，风寒发散。

辛可发散，外感风寒使肌表被闭住，导致恶寒发热，不能发汗或汗出不畅，头痛，鼻塞，不想喝水，舌苔薄白，脉浮紧，可用麻黄汤（麻黄、桂枝、杏仁、甘草）发汗解表，宣肺平喘。

麻黄宣肺气，透毛窍，风寒闭表后导致皮肤瘙痒，可用麻黄发汗止痒。麻黄发汗宣肺力强，因此阴虚盗汗、肺肾虚喘者慎用。

葛根味甘，祛风发散。

温疟往来，止渴解酒。

葛根的作用不仅仅局限于这十二个字，它和升麻一样可以升脾胃清阳之气，且能通过升脾胃清阳之气达到生津止渴的目的。

葛根为藤类药，善走窜通经络，可治疗经气不通，筋脉失养引起的颈背疼痛、中风偏瘫、眩晕头痛、失眠。

葛根或葛花常可解酒毒，醒脾胃，用于饮酒过度导致的头痛头昏，烦渴，呕吐，胸膈胀满，常用量为10～15克。

桔梗能宣肺化痰，引药上行，可治疗胸膈以上的病证，又可开宣肺气而通利大小便。

麻黄与紫苏同属发散风寒药。麻黄主要治疗风寒束表导致的无汗或汗出不畅，身热头痛，喘咳等；而紫苏性味辛温，归肺脾经，能够理气行气并降气。

患者，女，50岁，高脂血症，诉头晕头痛，肩臂痛，失眠，小便黄赤。

老师边把脉边说："鸡蛋、牛奶，还有肥甘厚腻的食物别再吃了，这些东西进入体内，脾胃运化不了，就导致血脂、血糖、血压偏高。晚上可常用萝卜干煮粥喝，现在是吃萝卜的季节，顺时节吃菜准没错，另外干活出汗或不出汗都别用冷水洗手。"

四逆散（柴胡、白芍、枳壳、炙甘草）加葛根25克，丹参30克，川芎5克，荆芥5克，防风5克，金银花10克，连翘10克，制首乌10克，泽泻10克，荷叶10克。5剂。

嘱患者晚上早点休息，有时间多运动、干活，多做甩手动作。

诸痛疮痒，皆属于心。丹参活血祛瘀，通经止痛；川芎辛散温通，活血行气，为血中之气药。

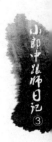

连翘入心，能清心利尿；荆芥能清头目。

防风为风药之润剂，微温而不燥热，能够胜湿止痛，治疗风寒湿痹、肢节疼痛。

白芍、金银花、制首乌为首乌延寿丹，可治疗高脂血症。

泽泻利水渗湿，《神农本草经》记载：泽泻主风寒湿痹……久服耳目聪明，不饥，延年轻身，面生光，能行水上。"能行水上"，并不是指能够在水上行走，而是指利水后，可使身体轻松、轻快。

荷叶性平，味苦，归肝脾经，能清暑化湿，升发清阳，具有降血脂的功效。

简单的事情重复做，则为专家。望着农场里绿油油的蔬菜，我们也快成为半个专家了，种的花生也是满满的收获。

重复的事情快乐做，则是功夫。虽然有时会有小情绪，但也都能够化解，修行就是修正自己错误的观念。

路过竹林，麻雀叽叽喳喳吵闹不停。老师说，宁学蚂蚁腿，不做麻雀嘴。我想起了老师的一首打油诗。

用药容易守口难，乱说乱吃总是闲。

守口不严空费力，纵然良药也徒然。

我也来一段：

养身不易守口难，久坐乱说总是闲。

光说不练空费力，纵跟明师也徒然。

今天主要讲小儿十论之小儿特点论。

小儿脏腑娇嫩。养小孩就像种菜，种菜最怕什么？最怕缺水、暴晒、虫子、倒春寒。孩子也一样，玩疯了忘记喝水，或者在烈日下玩得过久，过多地吃零食，对着空调吹等，都会对身体造成损伤。

形气未充。由于小儿脏腑脾胃尚未发育完全，因此若要小儿安，常带三分饥与寒，多晒太阳，七分饱。

生长迅速。只要在适当的时机适当地施肥，蔬菜就能快速生长，孩子也一样，成长起来像竹林的笋一样，拔节很快……

弟子：师父，现在的父母都在过分地为子女操心，导致子女任何事情都依赖父母，您怎么看？

师父：儿孙自有儿孙福，莫为儿孙做马牛。其实作为父母应该教会孩子为人处事、自强自立的能力，其他的就不用太过操心了。

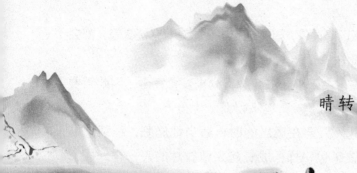

8.
薄荷、防风、荆芥、细辛

听课容易发心难，不发大心总是闲。

自私自利空费力，聪明绝顶亦徒然。

薄荷味辛，最清头目。

祛风散热，骨蒸宜服。

辛香定痛祛寒湿，辛可发散，凉可祛热。外感风热引起发热、咽干口渴，舌边尖红，苔薄黄，脉浮数，可首选薄荷。

风热上攻，头痛眩晕，目赤多泪，口舌生疮，可用薄荷、金银花，以疏散风热，清利头目。

逍遥散中的薄荷，在方子中起到了画龙点睛之妙。薄荷味芳香，可辟暑湿秽浊之气。其性辛凉，可透疹外出，治疗风疹瘙痒。

防风甘温，能除头晕。

骨节痹疼，诸风口噤。

温可祛寒，防风因其微温而不燥热，被称为"风家圣药""风药之润剂"。

外感风寒，头痛无汗，或风热感冒，发热，头痛，咽干咽痛，可用防风祛风解表，除头晕。外感风寒湿后，身体肢节疼痛，身重，可用防风以祛湿止痛。

中风后遗症，肢体偏瘫，活动不利，口齿不清，可在补阳还五汤（黄芪、归尾、赤芍、地龙、川芎、红花、桃仁）中加入防风，以补气祛风，活血通络。

荆芥味辛，能清头目。

表汗祛风，治疮消瘀。

荆芥和防风、生姜、麻黄一样，属于发散风寒药。但荆芥性微温，与防风、羌活相配，可治疗风寒感冒引起的恶寒发热，鼻塞流涕。

荆芥与金银花、连翘相配伍，可治疗风热感冒引起的头痛，咽干咽痛，流脓涕。因其发汗力较强，还可用于麻疹初起，或斑疹透发不畅。

荆芥治疮消瘀之用，是通过其清阳之气，透发风邪，给毒疮一条出路。荆防败毒散（荆芥、防风、茯苓、独活、柴胡、前胡、川芎、枳壳、羌活、桔梗、薄荷、甘草）不仅用于感冒初起，还可用于疟疾，以及疮痈初起且有表寒证者，可发散风寒，解表祛湿。

细辛辛温，少阴头痛。

利窍通关，风湿皆可。

细辛辛温善走，达表入里，可散足少阴肾经风寒，善于通窍止痛，偏于治疗头面诸窍疾患。苍耳子散（苍耳子、辛夷花、薄荷、白芷）加细辛可通鼻窍。

细辛能祛风，可治疗风湿痹痛；细辛配皂角，可通窍醒神，用于治疗痰厥所致神昏窍闭证。

细辛辛香温散，故气虚多汗、阴虚阳亢头痛、阴虚燥咳者忌用。细辛用量不宜过大，煎服可用3~5克，散剂多0.5~1克。

薄荷辛凉芳香，可疏肝解郁；薄荷叶可发汗解表，透疹外出；薄荷梗可行气和中。

荆芥、防风都可祛风解表，不同之处在于荆芥发汗之力较强，能透疹消疮；防风则能胜湿止痛、止痉，升清燥湿，用于肝脾不和的腹泻。

患者，女，60岁，自诉颈部不舒，易疲倦，在地里干活常常觉得力气不够，特别是双手总感觉麻木。

老师说："你双手麻木是气滞血凝引起的，气不通则麻，血不通则木。双手虽麻木但还是要运动锻炼，田里的活适当地干，干活干活，干了才能治病，才能活得更好，越干活越有精神。"

四逆散（柴胡、白芍、枳壳、炙甘草）加黄芪30克，当归10克，桂枝10克，川芎5克，鸡血藤20克，葛根25克，丹参20克，威灵仙10克，5剂。另外煎药时可加大枣3枚，生姜数片。

我看了一下方子，就是四逆散合黄芪桂枝五物汤，加颈三药。

气行则血行，气滞则血停，黄芪桂枝五物汤（黄芪、桂枝、白芍、生姜、大枣）能益气温经，和血通痹。

黄芪、当归、鸡血藤，又称补气血三药。痛则不通，通则不痛，黄芪补气，当归补血，鸡血藤为最平和的藤类药，不仅可补血活血，还能把气血输送到身体各个部位。

诸痛疮痒，皆属于心。葛根、丹参、川芎、威灵仙，通过增强心脏动力，把药引到颈部、双上肢。周身气通血活，症状才能缓解。

下午我准备出门时，下起了雨，马路上湿淋淋的，我想等雨小点再出门，结果躺在床上睡过去了……

金宝打来电话问我怎么没去出坡。我说下午三点才吃午饭，出门时下雨，想等雨停，结果睡到将近六点……

一寸光阴一寸金呀……

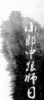

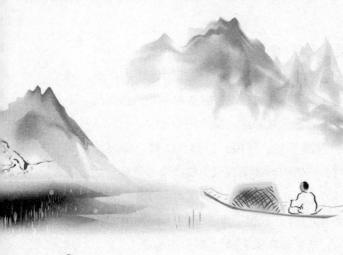

9.
羌活、独活、知母、白芷

学药容易用药难，不下功夫总是闲。

光学不用空费力，学完百味亦徒然。

清晨下着毛毛雨，我们到桥下时天还未亮。六点一刻，我们在桥底下打着手电筒，听老师用因感冒而沙哑的声音讲《药性歌括四百味》。微弱的电筒光并没有影响老师讲课的质量，也没有妨碍我们听课的心情。

羌活微温，祛风除湿。

身痛头疼，舒筋活络。

温能散寒，温能除湿，身体要有温热，温水最宜身体，要有一颗暖人的心。

羌活气味比较雄烈，善入足太阳膀胱经。《治病主药诀》

记载：头疼必须用川芎，不愈各加引经药，太阳羌活少柴胡……另外羌活有疏经通络活血之功，可治疗上半身风寒湿痹，肩背肢节疼痛等。

独活辛苦，颈项难舒。

两足湿痹，诸风能除。

独活味辛苦，辛能行散祛风，苦能燥湿清火。风寒夹湿头痛、颈项疼痛等，可用独活治疗。另外，独活归于肾经，可治疗少阴伏风头痛。

独活其性善下，可治疗下半身风寒湿痹及腰膝腿关节疼痛，常被称为治疗风湿痹痛的主药。

知母味苦，热渴能除。

骨蒸有热，痰咳能舒。

知母味苦能清热泻火，既能清实热，又可清虚热。

知母归脾胃肾经，长于清肺，可滋润脾胃之燥，又可滋肾降火。因此，阴虚内热导致的骨蒸潮热，阴虚燥咳，干咳无痰，皆可用知母。

骨蒸潮热用知母配黄柏、地黄；阴虚燥咳用知母配贝母、款冬花。

白芷辛温，阳明头痛。

风热瘙痒，排脓通用。

白芷辛香温燥，阴虚血热者忌用。入足阳明胃经，"太阳羌活少柴胡，阳明白芷还须着"，因此治疗头部前额痛、牙痛鼻塞等都可加入白芷。

苍耳子散治疗鼻炎鼻塞，其中白芷起到了重要的作用。由于白芷还能祛风止痒，治疗皮肤瘙痒亦可用。

仙方活命饮的药物组成中，白芷排在第一位，其次是贝母、防风、赤芍、皂角刺、穿山甲、天花粉、乳香、金银花、陈皮、甘草，可消肿排脓，活血止痛。

羌活与独活的共同之处是可以祛风湿，解表，除痹止痛；不同之处在于羌活善治在上在表的游风，而独活善治在下在里之伏风。羌活、独活搭配使用可治疗风湿痹痛。

知母上能清肺火、润肺燥；中能清胃热、润胃燥；下能滋肾阴、泻肾火。白芷入足阳明胃经，善治足阳明经头面诸痛，并能燥湿止带，消肿排脓。

患者，女，35岁，和朋友们外出旅游爬山时受风，感冒头痛，自服感冒药后无效，仍头痛怕冷，鼻塞目眩。

老师边把脉边问："哪里最痛？"

患者说："头两边，有时头顶也痛，有时前额，有时后脑勺，吹到风就加重。"然后摘下帽子，用手撑着头继续说："有没有不用煎的中成药？我还得上班。"

老师让他去药店买川芎茶调散（川芎、白芷、羌活、细辛、防风、荆芥、薄荷、甘草），饭后清茶冲服，按说明书服用，平时多注意休息，如果没有改善，可每4小时服一次。

患者重新把帽子戴上，领方而去。

端人碗，服人管。生病了还要上班，挺不容易，看着他远去的背影，我感慨自己在做一份喜欢的事业，生病了可以休息，可以时常陪伴父母和孩子，可以做自己喜欢的事情，充满热情地生活好每一天！

川芎乃头痛必用之药，可祛风活血止痛。薄荷、荆芥，可清利头目，疏风止痛。太阳头痛用羌活；阳明胃经前额痛用白芷；细辛入少阴肾经，可散寒止痛；防风辛散上部风邪；炙甘草调和诸药，温中。

清茶性苦凉，可上清头目，又能制约风药过于温躁与升散之性。

老师说还要开辟一块地种南瓜秧，我们选址在上次种南瓜秧的隔壁。开荒、铲土、锄土，拾茅根。或许是这段时间与青菜接触得比较频繁，几锄头下来我汗流浃背（再过一周就是小雪了，完全感觉不到冷），感觉有力使不出。

老师问："是不是这段时间总弄青菜，体能没跟上来？"

我说："很有可能，看来体能锻炼还真是不能间断。一朝一夕的懈怠，不适感就立马表现出来了，真应了那句刀不磨生锈，人不练生病。"

老师问我们人生最后悔的事是什么，是子欲孝而亲不在吗？老后没有好身体……都不是，是缺少人生规划。人生的好规划，就像海岸边的灯塔，船头航行再远，只要有灯光的指引，就不会迷失方向。

明白自己做什么，比怎么去做更重要，选择不对，努力白费。

弟子：师父，为什么孩子顽固性脾虚腹泻，加上一两味风药，有画龙点睛之效？

师父：诸湿肿满，皆属于脾。湿胜则濡泄，而风能胜湿。就像地面潮湿，风可以吹干是一个道理。

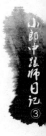

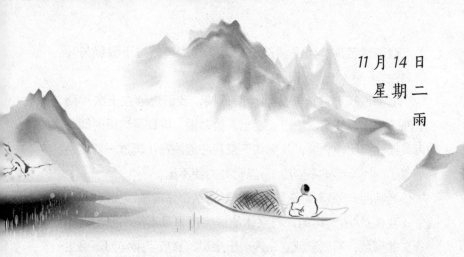

10.

藁本、香附、乌药、枳实、枳壳

讲道容易证道难，讲而不做总是闲。

口讲不做空费力，喉咙讲破亦徒然。

老师的感冒痊愈了，期间没有服用任何药物。老师说这次感冒最大的体会是要给身体恢复的时间，这样可进一步增强自身抵抗力。

多休息，身心清净，正气抵御外邪时才有力量。

勤出汗，可让风寒邪气从原路返回。别忘了，毛孔也是身体排邪的重要途径之一。

节饮食，减轻脾胃运化负担。鱼生痰，肉生火，不管生什么病，都要管住嘴。断其疾病来源，通其邪气去路。鱼肉中所谓的营养，可能会使病情恶化。

藁本气温，除头巅顶。

寒湿可祛，风邪可屏。

辛能解表，温可散寒，归膀胱经。足太阳膀胱经，起于目内眦，上额交巅……循京骨，至足小指外侧。

膀胱经是人体最长的经络，其上可至巅顶，风寒夹湿感冒导致巅顶头痛，可用藁本祛风寒湿邪。

香附味甘，快气开郁。

止痛调经，更消宿食。

香附味辛、苦、甘，辛香行散，味苦能泄，为理气药。李时珍称其为气病之总司，女科之主帅。女性肝郁气滞导致胁肋胀痛，脘腹胀痛，月经不调，痛经闭经，乳腺增生等，都可在辨证方中加入香附。

另外，由于香附芳香能醒脾开胃，孩子及老年人吃伤吃撑，食物胀在肚子里，胃口不开，单味香附煮水服用，可治脾胃气滞胀满。搭配焦三仙（焦山楂、焦麦芽、焦神曲），理气效果更佳。

乌药辛温，心腹胀满。

小便滑数，顺气通用。

乌药辛温，辛能行气，温能散寒，上能达脾肺，下能达肾与膀胱。

寒凝气滞导致疝气疼痛，妇人受寒闭经痛经，食用凉果冷饮胃部冷痛，膀胱虚冷小便频多，均可用乌药，以行气止痛，温肾散寒。

肾虚所致的小便频数，夜间遗尿，用缩泉丸（山药、益智仁、乌药）可补肾缩尿。

枳实味苦，消食除痞。

破积化痰，冲墙倒壁。

枳壳微寒，快气宽肠。

胸中气结，胀满堪尝。

枳实和枳壳同出一物，枳实为幼果入药，枳壳为未成熟果实（接近成熟的去瓤果实）入药，二者都具有理气宽中，行滞消肿的作用。

枳实又称"破胸锤"，气锐力猛，像敢作敢为敢闯的热血青年。导痰汤（制半夏、橘红、茯苓、枳实、南星、甘草），能化痰散痞，可让胃中痰痞、胸中积痰顺气下降，胃气顺则痰自下。

枳壳则像久经世事的长者，沉缓老练，能缓慢地开破七冲之门（唇为飞门，齿为户门，会厌为吸门，胃为贲门，太仓下口为幽门，大小肠为阑门，下极为魄门）。

如果说枳实为狂风中的暴雨，那么枳壳就是春风中的细雨，滋润绵长，能够不动声色地加强肠胃蠕动，并消除气滞胸胁疼痛。

脏器下垂，如胃下垂、子宫下垂、乳房下垂、气虚无力等，可在补中益气汤（柴胡、当归、人参、黄芪、炒白术、升麻、陈皮、甘草）中加入枳实3～5克，具有画龙点睛，欲升先降之功。

藁本为发散风寒湿药，能够上达巅顶，治疗巅顶头痛，但由于其辛温香燥，肝阳上亢，火热内盛头痛者禁用。

香附、乌药、枳实、枳壳为理气药，都可治疗气机不畅所致的各种气滞、气逆性疾病。香附可疏肝理气，为妇人调经止痛的要药；乌药则偏于行气散寒，从而起到止痛之功效。

枳实、枳壳本是同根生，大者为壳，小者为实，只是后者气锐力猛，前者较为缓慢柔和。值得注意的是，理气药易耗气伤阴，气阴不足（脏腑组织功能减退）者慎用。

患者，女，40岁，自诉因天气转凉后，常感背心发凉寒冷，口苦咽干，失眠，大便不好，偶尔还会梦到过世的人。

老师说："梦到过世的亲人是因为心阳不足，口苦咽干是因为人易着急上虚火，苦为火之味。大便不好，要么是过食伤了脾胃，要么是因为肠燥津液干枯。"

四逆散（柴胡10克，白芍10克，枳壳10克，炙甘草5克）加葛根25克，桂枝15克，红参5克，枸杞子15克，鸡矢藤20克，火麻仁20克，生姜5片，大枣5枚。3剂。

针对口苦咽干，睡前可用一把枸杞子细嚼后和金津玉液慢咽服用。

四逆散调畅中焦肝胆气机；桂枝与葛根配伍使用能振奋心背阳气；红参入心，能大补元气，安神益智，温暖心阳。

枸杞子能滋补肝肾，益肝肾精血，生水养木。

火麻仁、鸡矢藤一润一通，可使肠腑败浊之气下降，通利大便，排降浊气。

我们义诊完准备收拾物品走时，刘晓伟师兄带着从重庆来的母女二人走来，女儿是九针的传播者和践行者，从永州道场过来的悟贤师父。

母亲让老师把脉开方后，拿出老师写的《跟师一日一得2：临证取象》一书，双手递上让老师签字。

老师接过书后，认真地签写自己的名字，然后写道：业余学，身家用。中医是人生最大的保险。

当老师讲到书中的一些取象比类的案例后，悟贤师父能够触类旁通，让我们大大地赞叹她的智慧、悟性真的是高！

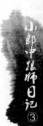

上午我和金宝去农场移出生菜，并栽种芥蓝；下午随老师捡南瓜地里的草根。

弟子：师父，怎么样学好脉法？

师父：心似湖镜，指下形形。

人能常清静，天地悉皆归，安静才生智慧水。

11.

白蔻仁、青皮、陈皮

拜师容易敬师难，心不虔诚总是闲。

千里访师空费力，磕破头皮亦徒然。

一切法从清虚定静中修。一年之计在于春，一天之际在于晨，身体顺着大自然的规律走，才能远离疾病。

白蔻辛温，能祛瘴翳。

温中行气，止呕和胃。

白蔻辛温，辛温能行气化气，醒脾化湿。

瘴翳是指眼睛里面长了一些白斑，遮挡了视线，造成视力减退、缺损或消失，舌苔水滑，水气蒙睛，就像下雨后起雾，视物模糊不清。

白蔻仁可暖脾胃，减少体内湿气，豆蔻理脾胃气滞，治疗胃寒湿阻气滞引起的呕吐，食积不消，胸闷不饥，舌苔浊腻者都可使用。

青皮苦温，能攻气滞。

消坚平肝，安胃下食。

陈皮辛温，顺气宽膈。

留白和胃，消痰去白。

青皮与陈皮本是同根生，属于芸香科常绿小乔木橘及其栽培变种的果实。

青皮为未成熟的果皮或幼果，其性较猛，沉降下行，行气力强，能够疏肝胆之气，消积化滞。陈皮为成熟果实的果皮，其性和缓，行气力也比青皮温和，质轻上浮，主理脾肺之气，为气分药，可燥湿化痰。

李时珍《本草纲目》谓陈皮"其治百病，取其理气燥湿之功，同补药则补，同泻药则泻，同升药则升，同降药则降……"，指出它为脾肺二经气分药，但随所配而补泻升降也。

白豆蔻气味芳香，归肺脾胃经，能化湿行气，开胃，温中止呕。陈皮和青皮辛香行散，味苦能泄，温能通行，能理中焦之气而健脾胃，不同之处在于青皮沉降，入肝胆治低而主泻，陈皮升浮，入脾胃治高而主通。

患者，女，30岁，自诉颈部疼痛不舒，心胸烦热，舌上长疮，舌红，喜食冰冻凉饮，小便赤涩刺痛。

老师把完脉说："以后手机要屏蔽掉一些杂七杂八的新闻，以免看后使人心生焦虑，暗耗肝血心阴。服药期间，要喝清粥。"

四逆散（柴胡8克，白芍10克，枳壳10克，炙甘草改生甘草5克）加葛根25克，丹参20克，川芎5克，木通10克，生地黄10克，竹叶6克。3剂。

木通、生地黄、竹叶、甘草合用，又称导赤散。

木通苦寒，上清心经之火，下导小肠之热；生地黄凉血滋阴降火；竹叶清心除烦，淡渗利尿，导心火下行；甘草，炙则温中，生则泻火，并调和诸药性。

农场里一位文文静静的女孩在随老师移种萝卜秧。她也是中医爱好者，来这里之前在任之堂余老师处学习过3个月，喜欢那里的学习氛围，更享受老师这里的田园生活，知道这里每天清早有晨课后，就直奔而来。

金宝从阿姨田地里选出没有被拔伤的萝卜秧，准备移栽。阿姨用复杂又怪异的眼神看着我们，可能在她的印象中，萝卜需要点种，而非移栽。

老师边用铲挖坑边说，永远不要从别人口中得到结果。只有经过自己实践后才能建立信心，印象才能更加深刻。这次就算移种的萝卜没活过来，也证明我们努力过。人这一辈子，要一根筋，专心地干好一件有意义的事。

随后，我们随老师去铲草皮。金宝用耙子将杂枝杂叶杂刺拨开，我们用锄头一下又一下地掀起满是草皮的土地。

当我不带任何情绪去做这件事时，感觉身上有使不完的劲儿；当我想到，每用锄头铲一下都是在给这块土地疏经按摩时，心里就充满了欢喜。

老师用铲，一个人铲翻了5行地垄，速度快得让我们目瞪口呆。老师却淡定地说，志以集一而专，心以集一而定，气以集一而静，神以集一而强，事以集一而成，当我们专心地去做一件事情的时候，速度会快到让自己吃惊……

明天有一位神秘而又有学问的大人物要来，到时有不懂之处我可向她请教，期待她的到来！

　　弟子：师父，为什么古代名方能够治疗现代的疾病？

　　师父：辨证如理乱丝，用药如解死结。古代的疾病，现代人同样也会产生，只要辨证准确，把患者心胸中的乱丝死结理顺，古方仍可今用。

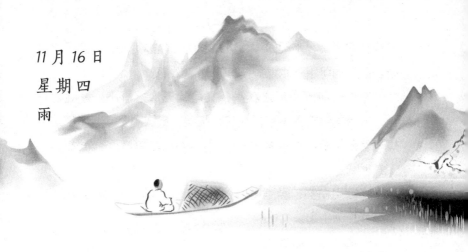

11月16日
星期四
雨

12.

苍术、厚朴、天南星、半夏

听讲容易自讲难，光听不讲总是闲。

不为人说空费力，白听千遍亦徒然。

苍术苦温，健脾燥湿。

发汗宽中，更祛瘴翳。

厚朴苦温，消胀泄满。

痰气泻痢，其功不缓。

脾属土，喜燥而恶湿，爱暖而喜芳香。苍术与厚朴同为化湿运脾药，性温味辛苦，辛能行气，以醒脾化湿，温可燥湿健脾。二药常配伍治疗湿阻中焦所致的脘腹胀满，呕吐，倦怠乏力，泄泻。

苍术外散风湿，内除脾湿。凡是痰饮、泄泻、水肿、带下等脾虚湿聚，水湿内停，风寒湿痹，湿热下注，外感风寒夹湿表证，均可用苍术燥湿健脾，祛风散寒。

厚朴既可下有形之实满，又可除无形之湿满。凡湿阻食积、气滞导致脾胃不和，或脘腹胀满，痰饮喘咳，七情郁结致痰气互阻，咽中如有物阻，均可用厚朴消除胀满，燥湿消痰，下气平喘。

胸满用枳实，腹满用厚朴。另外，妇人生气导致梅核气，半夏厚朴汤主之。

> 南星性热，能治风痰。
> 破伤强直，风搐自安。
> 半夏味辛，健脾燥湿。
> 痰厥头疼，嗽呕堪入。

天南星与半夏同为温化寒痰药。痰由外感六淫，饮食不节，七情或劳倦内伤，使肺脾肾及三焦功能失常，水液代谢障碍，凝聚而成。

痰可随气机的运行到达全身各处，如痰阻于肺则咳喘痰多；痰蒙心窍则昏厥、癫痫；痰蒙清阳则晕眩；痰扰心神则失眠多梦……故元代王珪曰：痰生百病，百病皆由痰作祟。

天南星与半夏同归于脾肺经，乃有毒之品，能够燥湿化痰，并能散结消肿止痛。

天南星可入肝经，偏于祛经络中的风痰，并可祛风解痉，不仅可治疗中风痰壅，口眼㖞斜，半身不遂，惊风，破伤风等，还可治疗顽痰咳喘，胸膈胀闷。

半夏为燥湿化痰，温化寒痰的要药，善治脏腑之湿痰，归胃经。胃寒、胃热、胃虚、痰饮、妊娠等所致的呕吐，皆可随症配伍半夏，止呕效果显著。

小半夏汤（半夏、生姜）可用于痰饮内停，心下痞闷，呕吐不渴，胃寒呕吐，痰饮咳嗽。

患者，女，30岁，诉月经淋漓不尽，月经总会提前，健忘失眠，常感腹胀。

老师说："你要少思虑，思虑过度，劳伤心脾。心藏神而主血，脾主思而统血，心脾气血暗耗，导致脾气虚，心血不足。"

四逆散加白术、当归、茯苓、龙眼肉、远志、炒酸枣仁、黄芪、党参、木香、生姜、大枣。3剂。吃完后继续服用中成药归脾丸，以益气补血，健脾养心。

白芍、白术、茯苓、龙眼肉、黄芪、党参、当归、远志、酸枣仁合用养其真，使气旺而血生，宁心而安神。

酸枣仁与远志可治疗阴血不足、心脾两虚所致的健忘虚烦失眠。

远志苦辛温，性善宣泄通达，能开心气而宁心安神，通肾气而强志不忘。

生姜、大枣、炙甘草调和脾胃。

柴胡、木香顺其性，行血中之滞，使气壮能摄血。

农场里老师用铁铲一遍遍地翻土，我则负责除草根。土豆地里的草根密得像渔网一样，阻碍了土豆的正常生长，使得土豆在泥土里迟迟不愿冒出头来。种子发芽时可以冲破泥土、石头，甚至人的颅骨，这是以柔克刚，可像渔网的草根没那么好突破。

芳姐和大家热情地打招呼……随后我们一起种植玉米。

晚上芳姐在我的住处休息，我的困惑、焦虑与压力，芳姐都能够帮助到我，我俩讲话很投缘，一直聊到零点之后。

弟子：师父，学习是否一定要随时记录心得？

师父：涓涓细流可汇成千里大江，垒垒泥沙能成为万仞高山。养成随手记录心得的好习惯，可以提高学习效率。

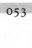

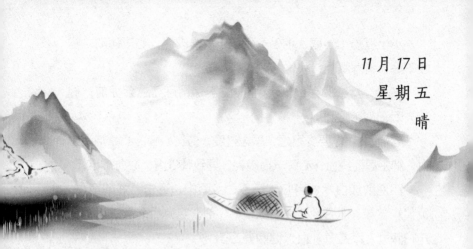

13.
藿香、槟榔、大腹皮、香薷

热情容易持久难，三分热情总是闲。

忽冷忽热空费力，才高八斗亦徒然。

藿香辛温，能止呕吐。

发散风寒，霍乱为主。

藿香味辛气香，归脾胃肺经，和苍术、厚朴一样，属于化湿药，用于治疗湿阻中焦所致的脘腹痞闷，食欲不振。

夏天外感风寒，内伤生冷，导致恶寒发热，腹痛吐泻之寒湿闭暑证，可用藿香口服液，化湿和中而止呕。藿香微温化湿不燥热，辛散发表不猛烈，被称为芳香化湿浊之药。

值得注意的是，化湿药气味芳香，含挥发油，不宜久煎，以免使有效成分挥发而降低疗效。

槟榔辛温，破气杀虫。

祛痰逐水，专除后重。

槟榔归胃、大肠经，能够驱杀蛔虫、蛲虫、钩虫，由于其辛温下行，既可杀虫，又能泻下通便，有助于虫体排出，尤其适用于绦虫病。

槟榔能行气，可下十二经痰水。积滞泻痢，里急后重，常配伍木香、青皮、大黄、赤芍以推陈出新，邪去则正安。

腹皮微温，能下膈气。

安胃健脾，浮肿消去。

大腹皮为槟榔的外皮，暴食引起的肚腹胀满，可配伍陈皮、炒麦芽，以宽松胸膈。

湿阻气滞，脘腹胀闷，大便不爽，可行气宽中，健脾通便。腿脚浮肿，小便不利，常配伍茯苓皮、五加皮，以利水消肿。

香薷味辛，伤暑便涩。

霍乱水肿，除烦解热。

香薷辛可发散，属于发散风寒药，归肺、胃、脾经。

夏天受风寒，兼脾胃湿困，表现为恶寒发热，头痛身重，无汗，腹痛呕泄，苔腻者，可用香薷发汗解表，除烦解热。因此，香薷有夏日麻黄之称，用于发表时用量不宜过大，且不宜久煎，用于利水消肿时用量宜大，且浓煎。

四百味中药如同四百道关卡，中医难学，难在坚持，中医易学，易到每日只需记四味药，可贵的是要不断地坚持，每日如此。

患者，男，60岁，自诉睡眠不好，双腿疼痛，夜间加重，痛到坐立不安，爱人打着呼噜大睡，他却要在床边不停地走动，自行服用宁心安神止痛的西药后，效果不理想。

老师问："疲惫劳累后会加重吗？"

患者点头。

老师把完脉后，又看了看舌苔说："脉细，舌质淡，苔薄，说明气血亏虚。"四逆散（柴胡5克，白芍30克，枳壳5克，炙甘草10克）加黄芪30克，当归10克，薏苡仁60克。3剂。平时多晒晒太阳，勿在电视机前久坐。

芍药、甘草，又称为芍药甘草汤，能柔肝缓急，与薏苡仁配伍又称芍薏甘草汤。

《药性歌括四百味》记载：薏苡味甘，专除湿痹。筋节拘挛，肺痈肺痿。薏苡仁可以治疗筋急拘挛，不可屈伸，风湿痹证。

黄芪、当归，又称为当归补血汤，用气生血，气血相互，濡养筋脉。

农场里我们随老师点种萝卜和玉米，上次种的玉米，虽颗粒饱满味甜，但总感觉吃不到小时候的那种味道。

垄沟的时候，老师说现在沟渠不可挖太深，冬天雨水少，太深的话不利于农作物吸收水分，我们要顺着自然规律，还要顺着萝卜和玉米的生长习性去种植，这样才能收获更丰硕的果实。

植物如此，人的成长何尝不是。春生夏长，秋收冬藏，大道至简，我们得经历多少事情才能明白这些道理。

韦勇是一位从深圳过来的中医爱好者，遍访名医，也读过许多医书，却没有深入。今天下午随我们在农场干活，他双手提水，干活不留余力。新人来到农场，对新鲜的事物充满好奇与乐趣，所以干活也很认真。

夜幕降临，我们一行人经过刘屋桥头时，发现一辆装有泥沙的车子陷在坑里出不来，车斗里还有很多的沙石。于是我们同心协力一起把车子推了上来。

生活中我们也会遇到各种各样的困难，有时候别人可以帮忙推一把，但更多的时候需要自己独立克服。

芳姐说，遇到困难没有头绪时，要学会剖析自己然后去面对。逃避只是一时的糊弄，真正的还是要解决。

每天抽出一些时间静坐，好好地和自己对话，人的美丽不是外在的，而是由内而外所散发的智慧。

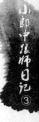

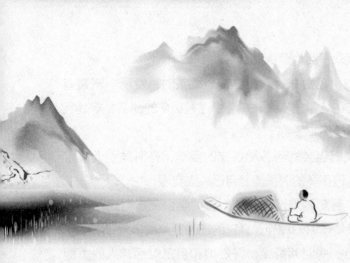

14.
扁豆、猪苓、泽泻、木通

人之所以痛苦，是由于追求了错误的东西。

与其说是别人让你痛苦，不如说是自己的修养不够，如果你不给自己烦恼，别人永远不会给你烦恼，好好管住自己不要去管别人。因为内心放不下，不宽恕众生，是苦了自己……

煲心灵鸡汤了，我先灌上一碗。

扁豆微温，转筋吐泻。

下气和中，酒毒能化。

扁豆与白术、山药同类，属于补虚药，味甘，归脾经，能补气健脾以止泻止带。

白扁豆为健脾化湿之良药，甘温补脾而不滋腻，芳香化湿而不燥烈，用于治疗脾虚湿盛之便溏泄泻，白带过多，还能治暑湿伤中，脾胃失和之呕吐、泄泻、胸闷腹胀。白扁豆配伍绿豆、黑豆、赤小豆可化酒毒、肉制品毒素，让湿气往下走。

猪苓味淡，利水通淋。

消肿除湿，多服损肾。

泽泻甘寒，消肿止渴。

除湿通淋，阴汗自遏。

猪苓和泽泻皆可利水渗湿。猪苓性平淡，归肾、膀胱经，主要治疗水肿，小便不利，淋浊带下等水湿之患，现代研究得出猪苓具有抗肿瘤、防治肝炎的作用。

泽泻利水，渗湿又能泻热，善于泻肾火与膀胱之热，下焦湿热者尤为适宜，且能化浊降脂，治疗痰饮停聚，清阳不升之头目昏眩，以及肾阴不足，相火亢盛之遗精、盗汗、骨蒸潮热。

木通性寒，小肠热闭。

利窍通经，最能导滞。

木通苦寒清火消炎热，归心、小肠、膀胱经，能清热利尿通乳。木通泄降力强，善于清解心火与小肠火，使实热或湿热从小便出，治疗心火上炎，口舌生疮，心热下移于小肠所致的心烦尿赤；入血分，能通经下乳，通利血脉关节，治疗血滞经闭，湿热痹痛。

患者，女，40岁，自诉每天早上起床第一件事就是直奔厕所。

老师问："吃下去的东西是不是没怎么消化就排出来了，手脚冰冷？"

患者点头称是。

老师把完脉后说："这是五更泄泻，又称肾泄，因肾阳不足，命门火衰，阴寒内盛所致。命门火不足，不能温煦脾土，运化失常导致的泄泻。这就像放了米在锅里，结果发现灶里没火，或煤气罐里没气了，锅里的米煮不熟，脾胃运化失常，吃什么就拉出什么来。"

老师让他去药店买四神丸，按照说明书服用，如果无效就加大剂量，并嘱禁食冰冻凉饮、水果等。一息寒气一息病，一息阳气一息命。多晒太阳，多运动。

四神丸由肉豆蔻、补骨脂、五味子、吴茱萸、去核大枣组成。

肉豆蔻温暖脾胃，涩肠止泻；补骨脂可补命门之火，散寒邪。五味子收敛固涩；吴茱萸温中散寒；生姜暖胃散寒；大枣补益脾胃。

简单的五味药，具有温肾散寒、涩肠止泻的功效。

吃完早餐阳光明媚，芳姐说要去农场看看书，我赞同。芳姐说我有点驼背，我点头，貌似一直这样。

芳姐让我改，这与过去的所有因素无关，不管是坐姿站姿走姿都要挺直腰杆。

我点头，但坐着坐着就忘了，或走着走着就忘了。

人哪，都会走，会坐，会站，可真正做到标准的，又有多少。三十多年后的今天，我在这里学走路学坐立。

芳姐问我："从海莲家到住处这么近，为什么要骑电动车？"

我说："我感觉这段距离，一个人走着好孤单。"

芳姐说："其实孤单是人生最大的财富。"

公园的门口有很多人，很热闹，但是看不到美丽的风景，美景多在人烟稀少的地方。人生亦是如此，学会享受孤独时，

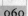

会发现生命的美好。当感觉到了孤独，也说明我们正在成长。

我们待在竹屋，阳光洒下来，暖暖的……

十点半左右，老师和小美照例踩着单车来到了农场，我们随老师去刨土。

阿姨给了我们一片地，我们准备种萝卜。冬吃萝卜夏吃姜，不劳医生开处方。

五金富特色小吃包粄，萝卜豆腐馅是我的最爱，每次都点，百吃不厌。萝卜可炒、可煮、可煲汤，还可蒸着吃，还能当药使用，用途十分广泛。

冬天吃萝卜也应了《阴符经》"食其时，百骸理"。

我们正干着活，老师的手机响了，原来是揭阳市名医吴拱成老先生来到了五经富。随后老师带着拱老先生和揭阳市某单位领导，一起认识农场里的草药。

飞天蜈蚣又称百足草，具有清肺解毒，消肿止痛之功，枝叶一节一节很像蜈蚣，可治疗肺痈、带状疱疹、蛇头疔。

田基黄，花小，叶也小，却有大用途，可治疗肝炎黄疸、扁桃体炎、咳血等，与鹅不食草配伍，可以治疗鼻炎……

拱老先生认真地听着，偶尔还会补充一二。

老前辈看着我们在开垦出来的荒地种上了草药、蔬菜等，不住地点头说不简单，不简单。

老师带着大家来到清晨上早课的公园，我和芳姐把地里的锄头、铲、镰刀收好物归原位。待我和芳姐来到龙江亭公园，吴老先生正好讲妇人脏躁的治愈案例。

江西一女子，二十六岁生完孩子，一个月后突然精神恍惚，总是哭，情绪不能自主，经常打哈欠，每天发作十多次，吴老边说边做着妇人生病时的动作。

经吴老这么一做，我明白了妇人脏躁的动作，很形象。

吴老帮她把完脉后，发现脉细弱，平素短气乏力，脑子里跳出了《金匮要略》条文，"妇人脏躁，喜悲伤欲哭，象如神灵所作，数欠伸，甘麦大枣汤主之"。

再据患者气阴两虚，短气自汗之症，加生脉饮，5剂药就治好了。

吴老用潮汕话背诵经典条文，滚瓜烂熟，如珠走盘，让大家佩服得不行。

接着又讲了一例妇人伤寒发热，正好月经来潮，发热上午轻，下午重，到了傍晚还说胡话，晚上经常惊叫有鬼，脉象代数。

此为热入血室，吴老用小柴胡汤加生地黄、赤芍、牡丹皮，一剂知，三剂愈。

吴老这次过来是希望把自己的临床经验全部分享出来，以帮助到更多的中医学者。吴老把他的手稿交给老师，希望老师和陈师能把这些成功案例写成书，供大家参考。

吴老向我们讲述了他学习中医的曲折过程，但他总是迎难而上。会转没有逆境，会化没有恶缘，会用没有废物。人生得经历多少磨难才能够有这么高的境界。

来到清澈见底的河边，吴老用手捧起河水，放在嘴里尝了尝，说："真甜，很好！"

青山，绿水，蓝天，白云，美如画！

临别前，吴老说，中医经典是老祖宗留给世人最璀璨的文化，明白后治起病来，易如拾芥；没弄懂，治起病来难如大海捞针。

下午天气转凉，还下起了毛毛细雨。

小郎中跟师日记③

我和芳姐来到农场时，老师已经开出一大片地来。我开垄，老师挖坑，撒上草木灰和水，然后点种萝卜。

会转没有逆境，我们三个人在细雨中种植萝卜，这是在给土地装饰珍珠，还是最美的珍珠。

我们忙完后把工具归放原位，然后回去洗澡吃饭，晚上还要去龙尾义讲义诊。

今天讲的是小儿感冒发热论。不管是大人还是小孩，千万种病都是因正气不足，邪气侵入所致。

感冒初起，风邪侵入后，身体发冷，可用生姜、大枣、红糖煮水服用，以祛风寒。

打喷嚏，是在排邪气，同时也可借助葱姜发汗排邪。当正邪交战，黄痰黏稠时，可用鱼腥草或枇杷叶各20～30克煮水服用，可降肺热。

流清涕不止，用苏叶、荆芥煮水。鼻塞，气机不畅，用苍耳子散（苍耳子、白芷、辛夷花、薄荷）煮水熏鼻。

夏天胃肠型感冒，上吐下泻，不欲饮食，用藿香正气水。

咽喉疼痛红肿，用扁桃体三药（金银花、连翘、薄荷）各3克泡水服用。

弟子：为什么咳而背心发凉者，要从心火入手治疗？

师父：太阳当空照，寒云自散消。用心火来散肺寒，就像天上的乌云，太阳一出来就消失得无影无踪了。

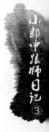

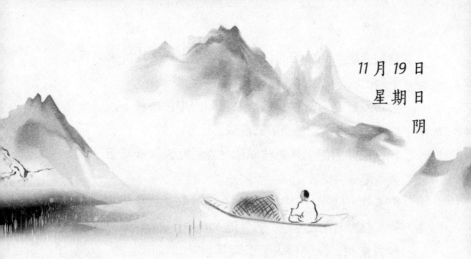

15.
车前子、地骨皮、木瓜、威灵仙

老师说，人要想真正拥有幸福有两条路子：一是替大众谋福祉，二是跟着替大众谋福祉的人干。

人生最美好的品质，就是明明知道此事不太可能完成，还照样自信满满地去做。

车前子寒，溺涩眼赤。

小便能通，大便能实。

车前子能清热，走下焦，尤其能清利下焦湿热，利尿通淋，祛痰，凉血，解毒。

车前子归肝、肾、肺、小肠经，能利水湿，分清浊而止泻。

老师常讲，利小便以实大便，因湿盛于大肠，小便不利，大便水泻者适用之，肝火上炎，导致目赤肿痛，配伍枸杞子、菊花可明目。

地骨皮寒，解肌退热。

有汗骨蒸，强阴凉血。

地骨皮能凉血退蒸，归肺、肝、肾经，入阴分，为清虚热药。古人讲，牡丹皮治无汗骨蒸，地骨皮治有汗骨蒸。但在临床上，凡阴虚发热，无论有汗、无汗，两者并用，可相辅相成。

地骨皮清虚热，退骨蒸，治疗阴虚内热，骨蒸潮热，盗汗。与桑白皮、甘草配伍，能够清降肺火，治疗肺热咳嗽，血热咳血、衄血。

木瓜味酸，湿肿脚气。

霍乱转筋，足膝无力。

威灵苦温，腰膝冷痛。

消痰痃癖，风湿皆去。

木瓜和威灵仙同属祛风寒湿药。木瓜酸温，归肝、脾经，能和胃化湿，舒筋活络，湿浊中阻。若升降失常导致呕吐泄泻、腹痛转筋，用木瓜配薏苡仁、黄连。

木瓜和胃化湿，与吴茱萸、紫苏、槟榔配伍使用，可治疗脚气浮肿。由于其味酸，可消食，生津止渴，故可用于消化不良，津伤口渴证。

威灵仙，苦能燥湿，温通祛寒，性猛善走，能祛风湿，止痹痛，通经络，能够通行十二经脉。凡风寒湿痹，肢体麻木不仁，筋脉拘挛，关节屈伸不利，全身上下都可以使用，特别适用于风邪偏盛，拘挛掣痛，游走不定者。

骨鲠咽喉，常用威灵仙与醋煎后慢咽，以消骨鲠。

由于其可通经络止痛，故用于跌打伤痛。

威灵仙还有少有人知的功效，就是不管是急性热证实秘，还是老年人习惯性便秘，肠燥津枯，阳气不足，都可在辨证方中加入威灵仙，有画龙点睛之效。

威灵仙上消痰唾之痞，下推腹中新旧之滞，还可治疗浑身瘙痒，腰膝冷痛。

值得注意的是，威灵仙宣散走窜，气血虚弱者慎用。

患者，女，60岁，自诉膝关节疼痛，在医院检查后诊断为退行性关节炎，服用多种西药、中药后，效果不佳，病情反反复复，睡不好，伴口苦咽干。

老师把完脉后问："便秘吗？"

患者说："大便三四天一次，上火的食物不敢吃，寒凉的食物也不能吃。"

四逆散（柴胡8克，白芍30克，枳壳5克，炙甘草15克）加熟地黄20克，麦冬10克，炒酸枣仁10克，巴戟天10克，黄芪20克，鸡血藤10克。3剂。

嘱患者服药后多走走，每天步行七公里，睡足七小时，遇事不怒常开心。

膝为筋之府，肝肾亏虚所致的膝关节疼痛，用养筋汤（白芍、熟地黄、麦冬、酸枣仁、巴戟天）以滋补肝肾，荣筋养髓。

白芍养血柔肝，缓急止痛，滋养肝阴。

熟地黄益精填髓，补血滋补肾精。

麦冬滋肺阴，润肺燥，清肺热，生津止渴。

酸枣仁养心阴，益心肝之血，宁心安神。

巴戟天补肾阳，强筋骨，祛风湿。

养筋汤不仅治疗肝肾亏虚所致的膝关节炎，还可治疗阴虚而导致的便秘，真是一箭双雕。

今天老师会带我们穿越湖子，吃完早餐带好装备，到了约定好的刘屋桥头，八点钟准时出发。

老师带我们经过上车村，路过龙井水库，天气晴朗，很适合徒步。我们推着老师的自行车，一起领略大自然的风光。由于上一次和孩子们穿越过湖子，心里有底，脚下也很轻快。

我们紧随老师步伐前进，路过一户人家，十几条大狗、小狗狂奔而来，对着我们吠。芳姐从包里拿出食物丢给它们。我倒是不怕它们，也没啥吃的给它们，跟着学两声狗叫，继续赶路。

到了龙井水库的源头，我和芳姐休息一会儿，等后来者。

由于有几位老师下午还要回广州，老师随他们开车上到湖子村，并交代金宝自行车也要推上山。穿越过一次湖子就知道水库之后全部都是上坡路，我不明白老师为什么要让金宝把自行车也推上山。

我说："金宝，把车子放在水库的车棚里吧，全部都是上坡路，推上去挺累的。"

金宝很坚持，和海莲姐轮换着，一起把自行车推上了山。我见他们推不动，心里虽有些不乐意，但还是接过车子往上推。

当不带任何情绪做事情的时候，会发现事情变得很容易。合理的事情是锻炼，不合理的事情是磨炼。但不管合理与否，都可以炼心。有时候在书上看到的知识，没有经过历练，是感悟不到的。

我们把自行车推到以前带孩子吃过饭的阿叔家门口，我头脑发涨，坐下休息，海莲姐直接躺在地上，爬坡本来就累，更何况海莲姐还要推车，带两个孩子。

稍作休息缓过劲儿来，金宝继续推车上路，海莲姐跟着。我说："金宝，要不把车放在阿叔家吧，还有很长的上坡路才能到达目的地。"

金宝说："老师说了，这车得推上山。"

好吧，那就推上山吧。

我水杯里的水已经喝完了，我决定等大家，上山后一起去阿叔家讨水喝。

狗的狂叫声惊动了阿叔，阿叔知道我们上山后很高兴，责怪我们不提前和他联系，他好准备午饭。当得知我们自备了干粮，需要补水时，便热情地请我们去他家坐坐。

等大伙都到后，一起去新装修好的家，阿叔马上给我们烧水。我们补水的补水，上厕所的上厕所。

我把被汗浸湿的衣服换了下来，背上塞了一条毛巾，补完水后继续往前走。

当得知老师在前方等我们时，不由得加快了步伐。其实加快步伐也就那么快，除了我，或许其他人没有徒步跋涉过这么远，并且全是上坡路。

我很佩服金宝、海莲姐和两个小孩的精神，一直推车走在前面。阿贤、婉婷在路边看到金樱子，便开始摘，芳姐也和他们一起。我对路边的草木和果实只观赏不留恋。

人生的道路亦是如此。开始时会有人在我们身边，但走着走着会发现有人去了另一条路，有人不知所踪，有人会给你鼓励，有人会给你打击，真正能走完这条路的，只有自己。

金宝选择负重前行，我选择轻装上阵。事情的本身并没有对错，只是心态与看法不同而已。

在通往村子的分岔路口，我们见到了老师，老师在这个路口来回踱步，等待我们。当知道还有人在后面时，老师"哦"了一声，让我们先进村等，他等后面的人一起进村。我们先坐在村里石桥上等，补水是必需的。

在这个通讯用吼（手机没信号），出行用走，眼里所见全是绿色的地方，心情特别舒畅。

看看时间快一点了，老师和大家一起走过来，带我们去一户人家休息补充能量。饼干、面包、玉米饼填到肚中，加满水，我们辞别户主返回。

老师本想带我们越湖而过，但没熟人领路，怕在山里迷路，只得原路返回。

上山难，因为全都是上坡；下山易，因为全部下坡，其实难易皆由心造。下山相当于小跑，速度还挺快。

经过阿叔家，老师正好被阿叔家的亲戚拦住，邀请到家中看病。

芳姐走在最前面，我和小美紧随其后，速度快到甩出大伙一段路。芳姐开声唱起山歌，要我和小美接上，我五音不全地接腔，小美只管乐呵不接，说是音都不在调上。

行走的路上，别有太多的压力，乐呵乐呵，时间过得更快，人更快乐。

回到水库，我们坐等后到者和被拦住去看病的老师。天空飘起毛毛细雨，老师赶到后，我们继续前行，金宝推着车子走在前面，我随老师走在后面。

路过养狗的人家，不远处金宝停了下来，老师也停了下来，原来路中央有一只被车子碾死的小狗。金宝站在狗的边

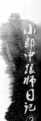

上，两次准备去挪开，都没做，用手捂着眼睛。

我也不知道是哪来的勇气，站在已没有生命迹象的小狗旁，双手合十，行了一个礼。然后双手捧起狗，把尸体放在路边的枯枝上，随手又拔了一些干的枯草掩盖后，退到一边，再次双手合十行礼。不知道我自己为什么要这么做。

晚上提及此事，芳姐说我是情感的自然流露。我也不知道平时胆小如鼠的我，竟然能胆子大到会双手捧起这具尸体。

金宝说，当他看到小狗狰狞的面孔时很害怕，而我却没有看，只看到它被车子碾死了，直挺挺地躺着……

生活总会有这样那样的小插曲，我碰到后会害怕，也会选择逃避，但应该怎么办呢？我不知道，继续修行吧，总会有结果，事情本无对错之分，尽量把问题了解全面后再加以分析。

下午六点，我们到达了刘屋桥，此时天已经完全黑了，天空还飘着毛毛细雨。

芳姐和阿贤没跟上，走另一条路往五经富镇上了。知道他们出了水库，我们就和老师道别了。徒步一整天说不累是假的，当然也可理解成身累心不累。

到海莲姐家骑电动车，海莲姐拉着我进屋，说是包了饺子，还煲了汤，满足了我贪吃的欲望。当得知芳姐和阿贤在路上，海莲姐又骑车把他俩接了过来，一起吃饺子喝汤。婉婷速度很快已回到住处，阿贤和她联系，她也过来一起和大家共享美食。

金宝可能推车累了，没和我们一起，直接回去了。

晚上和芳姐提起金宝推车上山之事。她觉得老师做得对，每个人阅历不同，所要经历的磨炼也会不同，浮躁的人需要负重前行，才不会妄想。

我想我需要什么磨炼，遇到磨炼能否顺利通过呢？还是睡吧，尽管身累，但心里充实。

弟子：师父，医生要具备什么品质？

师父：心欲小而志欲大，智欲圆而行欲方。做事要胆大心细，为人要圆通灵活。

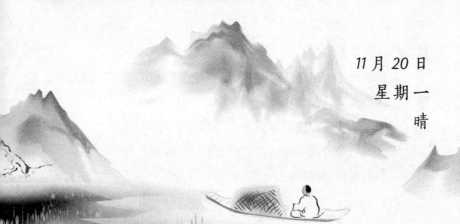

16.
牡丹皮、玄参、沙参、丹参

  清晨醒来，感觉双腿麻木，说明我还活着，先给自己来一碗心灵鸡汤。不要随意地发脾气，谁都不欠谁的，这个世界没有"应该"二字。保持头脑清醒，明白自己的渺小，切忌自我陶醉。枪打出头鸟，凡事不要强出头，因为你其实并没有想象中那么强。

  牡丹苦寒，破血通经。

  血分有热，无汗骨蒸。

  苦寒清火消炎热，归心、肝、肾经，具有凉血不留瘀、活血不妄行的特点。热入血分，热盛迫血，心神扰乱，可见舌色深绛，吐血，衄血，尿血，便血，斑疹紫暗，躁扰不安或昏狂。

牡丹皮味辛苦性寒，能清热凉血，清透阴分伏热，为无汗骨蒸之要药，且活血散瘀消内痈，治疗产后瘀阻腹痛，跌打损伤，痈肿疮疡，血虚有寒，月经过多者不宜使用。

玄参苦寒，清无根火。

消肿骨蒸，补肾亦可。

玄参味苦，为清热凉血药，能够清热凉血，养阴生津，治疗热病伤阴，口干舌绛，烦渴多饮，阴虚内热之消渴，骨蒸潮热，盗汗遗精，热盛伤阴劫液而致阴虚津伤，肠燥便秘等。

生地黄与玄参配伍，不仅可治疗热入营血的实热证，还可用于阴虚发热的虚热证。

玄参泻火解毒散结，常用于治疗外感瘟毒，热毒壅盛的咽喉肿痛，肝热目赤肿痛，痰火郁结之瘰疬痰核，脱疽。

沙参味苦，消肿排脓。

补肝益肺，退热除风。

沙参有南北之分，归脾、胃经，具有补肺胃之阴，清肺胃之热的功效。肺阴虚表现为干咳少痰，咯血，声音嘶哑。胃阴虚表现为口干咽燥，胃脘隐痛，干呕，咽干口渴，饥不欲食。

北沙参多用于肺胃阴虚有热；南沙参可补益脾肺之气，化痰，能气阴双补，多用于治疗肺脾或脾胃气阴两伤，以及燥咳，痰黏，咳痰不利者。

丹参味苦，破积调经。

生新去恶，祛除带崩。

丹参为活血调经类药物，归心、肝经，用于治疗瘀血阻塞所致的月经不调，痛经，闭经，产后腹痛，以及胸痹心痛，癥瘕积聚，跌打损伤。

由于其性苦寒能活血，又能凉血，因此血热瘀滞者尤为适用，能治疗风湿热痹，肢节红肿热痛，温病热入营血，高热，烦躁不寐，以及心血不足之心悸失眠。

患者，男，30岁，自诉上次感冒吃了老师开的处方后，咳嗽，流鼻涕，头痛等症状好转非常快。此次因肋部胀痛，口干，咽干，医院检查诊断为胆囊炎，易烦躁，没胃口。

老师让他少应酬，规律作息，另外要少吃荤，多吃素，阳光底下常散步，减少面食、鸡蛋、牛奶的食用量。

四逆散（柴胡8克，白芍10克，枳壳10克，炙甘草10克）加郁金5克，延胡索10克，川楝子10克，虎杖10克。3剂。

延胡索、川楝子，又称金铃子散，可疏肝利胆，排瘀泄浊，用于治疗肝郁化火引起的胁肋胀痛，口干。

虎杖又称活血龙，善于疏利肝胆，为治疗胆囊炎的要药，功可利湿退黄，散瘀止痛，用于治疗经闭，风湿痹痛，跌打损伤，脚崴伤。

郁金能清心凉血，解郁，可用于治疗胆胀肋痛，湿热黄疸，尿赤。

吃完早餐，我和芳姐又坐在竹下看书，其实也不叫看书，我们只是出来享受大自然的阳光、鸟声、微风、绿树……

我："芳姐，我写的日记要出版了，可是我担心销量不好。"

芳姐："嗯，真为你高兴，用心去做，活在当下。"

我："芳姐，其实我会为了写日记而写日记，所以有时候写不出好的东西，甚至提笔无字。"

芳姐："不想写就不写，别给自己太大的压力，人如果总是处于紧张状态会很累，要学会给自己找乐子，让自己开心。"

我："芳姐，我发现你把衣服穿翻了，里面的穿在了外面。"

芳姐看了看穿在身上的衣服，哈哈地笑了，问："开心吗？这就对了，没有谁规定衣服一定要把有缝的穿在里面，有些事情要学会打破规矩。"

我："芳姐，我以前工作时看见领导就像老鼠见猫一样，绕道走。"

芳姐："怕什么？领导不一样要吃喝拉撒。"

我："就觉得他们特严肃。"

芳姐："那是你个人的想法。一切唯心造，当你自己开心快乐时，你会发现身边的人也是开心快乐的，不要去揣测别人的心思与想法，自己开心快乐比什么都重要。另外还要学会转变自己的心境，比如下田干活，用锄头一下一下地锄地，你觉得很辛苦，但如果你想这是在给土地舒通经络，它舒服，你也快乐。读书也一样，要从文字中找乐趣，用愉悦的心情去阅读理解内容，你才不会累。"

我："人际关系好难处理啊。"

芳姐："不要带着偏见与人相处，要用真诚的心去善待每一个人。"

我："为什么我们给别人意见，他们会听不进去呢？"

芳姐："每个人所背负的业力不同，或许是机缘尚未成熟。此外，每个人看待问题的方式角度也不同，就像盲人摸象……"

王善人把人比作一颗白菜，生气是受了风寒，抱屈是生虫子了，动性要脾气就是被雹子打了。人活着最大的意义就是圆满自己。

下午我们随老师在农场浇水、种菜、铲土、施肥。当你把浇水想成是给土地洗澡，把种菜想成是给土地装扮，把铲土想成是给土地按摩，把施肥想成是给土地喂饭，那你的心情是否会快乐呢？

人口渴时要喝水，这是在给身体降细雨，因为细雨润物无声，吃饭是给身体补充能量，生病是为身体加固城墙，貌似就算生病也是件快乐的事情。

人活着哪有那么多的烦恼？心境换了，写字时用的笔、纸、台灯都能够让我们找到快乐。

实在快乐不起来，也把衣服穿反，出去逛一圈回来，或者像憨豆先生一样给自己写一张贺卡，然后有模有样地拆开，就像是远方的朋友寄来的。贺卡不喜欢，就用自己喜欢的物品来代替，自娱自乐也是一种全新的活法。

弟子：师父，晚上吃饭的习惯，会影响睡眠的状况。

师父：胃不和则卧不安。晚上清粥拌萝卜干，对睡眠作用很大。

17.

苦参、龙胆草、五加皮、防己

苏东坡与僧人佛印是好朋友。一天，苏东坡对佛印说："以大师慧眼看来，吾乃何物？"

佛印说："贫僧眼中，施主乃我佛如来金身。"

东坡听朋友说自己是佛，自然很高兴。可他见佛印胖胖堆堆，却想打趣他一下，笑曰："然以吾观之，大师乃牛屎一堆。"

佛印听东坡说自己是"牛屎一堆"，并未感到不快，只是说："佛由心生，心中有佛，所见万物皆是佛，心中是牛屎，所见皆化为牛屎。"

心中有佛，对我们而言就是拥有一颗仁义之心、慈爱之心、善良之心、诚恳之心、感恩之心、怜悯之心、包容之心。

用这样的心去看待世界，去看待他人，大概才会看到世界的美好。

> 苦参味苦，痛肿疮疥。
>
> 下血肠风，眉脱赤癞。
>
> 龙胆苦寒，疗眼赤疼。
>
> 下焦湿肿，肝经热烦。

苦参和龙胆草同属清热燥湿药，苦能燥湿，寒能清热。

苦参功可清热燥湿而止泻痢，还可利尿，主要治疗湿热所导致的阴肿阴痒，湿疹湿疮，皮肤瘙痒，也可治疗便血。痔疮出血用乙字汤加地榆、槐花、苦参治疗。

湿热带下，皮肤瘙痒，可用威灵仙、甘草、石菖蒲、苦参、胡麻、何首乌，取药末二钱酒一碗，浑身瘙痒一时除，癌症患者放化疗后，头发、眉毛脱落等湿热病证亦可使用。

龙胆草为大苦、大寒之药，与苦参、黄连、黄柏共称为四大苦药，主泄肝胆实火，可用于耳鸣耳聋，胁痛口苦，肝经热盛，热极生风，高热抽搐。

另外肝胆湿热下注，阴肿阴痒，女子带下黄臭，男子阴囊肿痛，湿疹瘙痒等证，龙胆草均为首选之药。名方龙胆泻肝汤可清泄肝胆实火，清利肝经湿热。

> 五加皮温，祛痛风痹。
>
> 健步坚筋，益精止沥。

五加皮主入肝、肾经，具有祛风湿，补肝肾，强筋骨的作用。风湿日久，易损肝肾，肝肾虚损，风寒湿邪又易犯腰膝部位。

五加皮可用于治疗水肿，小便不利，脚气肿痛，常与茯苓皮、大腹皮、生姜皮等配伍，以利水消肿。另外五加皮配伍覆盆子、益智仁、芡实，可补足肾精，减少中老年人尿频、尿急之证。

防己气寒，风湿脚痛。

热积膀胱，消痈散肿。

防己为祛风湿热药，归膀胱、肺经，寒能清热，主要治疗风湿热痹，肢体关节红肿热痛，水肿，小便不利，脚气肿痛，湿疹疮毒。

防己分为汉防己、木防己，两者均可祛风湿止痛，利水消肿，然汉防己偏于利水消肿，木防己偏于祛风止痛。由于木防己含有马兜铃酸，会产生严重的积蓄性中毒，已被国家取消药用标准，以汉防己代替。

患者，女，50岁，精神萎靡地说："医生，我痔疮又犯了，还出血。上次吃了你开的药好了，现在又复发了，所以又来找你。"

老师说："找我没用，管不住嘴，迈不开腿，神仙也没办法。"

患者有些沮丧。

老师虽然口里说没办法，但还是让我写处方。

四逆散（柴胡5克，白芍10克，枳壳10克，生甘草5克）加大黄10克，黄芩10克，升麻5克，槐花10克，地榆5克，苦参5克，黄芪20克。3剂。

嘱患者禁食辛辣煎炸烧烤，再犯就只能准备去医院进行手术了。

医生治病不治命，佛陀不渡无缘之人，人总是在痛苦中才明白健康的重要性。

治疗痔疮出血最显效的就是乙字汤加槐花、地榆。因当

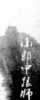

归性燥，很多人吃后易上火，故多用白芍代替以补血。甘草，炙则温中，生则泻火，因此在乙字汤里用生甘草泻火。

枳壳有欲升先降的作用，苦参归大肠经，能清热燥湿，用于治疗痔疮出血，湿热带下。

地榆、槐花为凉血止血药，两者常配伍使用，治疗血热妄行所致的咳血、吐血、便血、痔血等多种出血证。

地榆味酸涩，不仅能收敛止血，还能解毒敛疮，外用治疗小面积水火烫伤、湿疹。槐花归肝、大肠经，入血分，清泄血分之热而止血，还可降肝火上炎所致的高血压。

地榆、槐花止血多炒炭用；生用解毒敛疮，清热泻火效果更佳。

久病必虚，补气怎可少得了黄芪。

义诊后老师带我们去大姨丈家做包板。昨天下午在田地里拔了新鲜的萝卜，今早买了新鲜的豆腐和粉皮。豆腐、萝卜加工后包在粉皮里，咬上一口，让我的食欲大增。

芳姐和小美给我们提供包板，我们只管吃。为了体验里面的乐趣，我们也自己动手，边包边吃。

大姨丈也很高兴，家里好久没这么热闹了。老师让我们别客气，这幸福时光真是来得太突然了。

老师说楼上书柜里有书，我们可以随便挑。我们一听就往楼上跑，食物填饱我们的胃，书籍填饱我们的大脑。

我挑了《胡希恕伤寒论讲座》和《胡希恕金匮要略讲座》，慢慢看吧，为人处事是修行，看书的理解与悟也是修行。

芳姐要回家了，真心的不舍。她徒步回来后，双下肢浮肿，但还是跟我们一起出坡，去田地里干活……

不知为什么，很感谢上苍给了我和芳姐相处的机会。芳姐说于千万人之中，遇见想要遇见的人需要机缘；于千万本书中找到自己要读的书也是机缘，人生就是不断地圆满自己。

我没有送芳姐上车，感性的人总是害怕离别的泪水，这一别，真不知何时会再见面。去到农场，心里总感觉淡淡的失落。

老师指着眼前满地的甘菊藤说，割草。镰刀、耙立马归各自手中。老师割，我和金宝用耙把杂藤杂枝归拢，婉婷给菜浇水，阿贤用铲挖莲塘，阴阳鱼莲塘已成形，只需加深，但塘里总会有水冒出来，因此影响了阿贤的挖塘进展。

愚公移山，不是一朝一夕之事，同样在这里挖莲塘，除了可提升体魄，还能提高耐力……

在我们几个人的配合下，割草的进度很快。大树下的藤草虽茂盛，却也柔弱；小孩也一样，在父母的庇护下虽高大，却弱不禁风。土地也因茂盛的草，导致阳光照不进来，潮湿，甚至有一些不知名的虫子，四处逃窜。

潮湿的环境里容易长藓、长虫，如果直接治藓和虫，那将永无尽头。我们可以换一种思路，通过治理环境，让阳光照射进来，藓和虫不治而无踪影。

大道至简，当一个人的内心阴暗时，最好的办法莫过于让阳光照射进来。

081

一心一意，心无旁骛地做事，效率极高，写日记、看书效率不高，是因为三心二意。

尽管每个人了解自己的恶习，但想要改变谈何容易，为自己找各种理由和借口，什么时候不再为自己找借口了，那就是突破了自己。总的来说就是懒惰胜于愿力。

割草是给大地清理过长的汗毛，否则时间久了，这些过

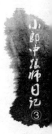

长的汗毛会腐蚀皮肤。大脑里的旧习气也要清理，旧习气太多，新东西怎能装进来，我们应该取精华，去糟粕。

弟子：师父，请用最简短的字概述心。

师父：心者，君主之官也，神明出焉。

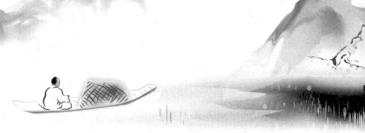

11 月 22 日
小雪
星期三
晴

18.
地榆、茯神、远志、酸枣仁

做事需用十分力，闲谈不过三分钟。

有些人用中药治病，没有见到效果便否决中医，其实应该要自我检讨，怎样才能把中药用好。

《药性歌括四百味》学好了，相当于有了四百位助手任我们调遣。想象一下沙场大点兵的气氛，出谋划策的文官，英勇善战的武将，冲锋陷阵的士兵，什么时候攻，什么时候守……一切尽在掌握之中，真是令人激动。

幻想也要有，万一成梦想了呢，梦想有了，万一实现了呢。

地榆沉寒，血热堪用。

血痢带崩，金疮止痛。

地榆属于凉血止血药，而止血药均入血分，归肝、大肠经。因其性沉寒，地榆、白及研粉后，调蜂蜜，可治疗水火烫伤。

地榆由于其性下行，适用于血热妄行引起的咳血、吐血、衄血、便血、痔血、崩漏等血证。像临床所见的痔疮出血，常用乙字汤配伍地榆、槐花。

另外地榆生用能解毒敛疮，外用治疗湿疹、皮肤溃疡、疮疡痈肿。但应该注意的是，大面积烧烫伤者不宜使用地榆制剂外涂，防止所含鞣质被大量吸收而引起中毒性肝炎。

茯神补心，善镇惊悸。

恍惚健忘，兼除恚恚。

茯神味甘淡，性平，归心、肺、脾、肾经，其带有松根的白色部分可入药，又名抱木神，具有宁心安神的作用。

高考前人易紧张，心悸惊恐，失眠，夜寐不宁，可用安神定志丸（远志、石菖蒲、茯神、茯苓、朱砂、龙齿、党参），以宁心保神，益血固精。

很多人健忘，脑子不灵光，多因气血少、心气心血不足导致。气血不足，睡眠不好，人易发怒，脾气大，用茯神宁心安神，补充睡眠，补足气血。

远志气温，能祛惊悸。

安神镇心，令人多记。

酸枣味酸，敛汗祛烦。

多眠生用，不眠用炒。

远志、酸枣仁为养心安神药。远志性善宣泄通达，既能开心气而安神，又能通肾气而强志不忘，用于治疗心肾不交所致的心神不宁，失眠多梦。还可祛痰开窍，消散痈肿，用于治疗精神错乱，癫痫抽搐，咳嗽痰多黏稠，以及乳房肿痛，喉痹。

酸枣仁为种仁类药物，具有甘润滋养之性，善于养心，益心肝之血而宁心安神，治疗心肝阴血亏虚，心失所养导致的虚烦不眠，惊悸多梦。因其味酸，可收敛止汗，生津止渴，常用于治疗体虚自汗，盗汗，津伤口渴。

患者，男，20岁，自诉左下肢皮肤瘙痒难耐，内服外用之药都用过，效果不佳，病情反反复复。医院诊断为湿疹，把人折磨得够呛，痒起来，恨不得拿刀把这块肉剔除。

老师把完脉后问："尿黄吧？"

患者点头说是，还伴有口干口苦，大便也不好。

四逆散（柴胡10克，白芍10克，枳壳10克，炙甘草5克），合四妙散（苍术10克，黄柏10克，川牛膝10克，炒薏苡仁30克）。3剂。

另外去药店买洁尔阴洗液，按说明书稀释后敷在患处。

患者听到老师让他买洁尔阴洗液后，张大了嘴巴，确认自己没有听错后说："那个不是女性用的吗？"

老师说中药没有男女老少之分，重在辨证用药，患者的湿疹由湿热下注引起，洁尔阴洗液里含有蛇床子、艾叶、独活、苍术、薄荷、黄柏、黄芩、苦参、地肤子、茵陈、石菖蒲、栀子金银花、土荆皮，可祛风燥湿，杀虫止痒，芳香通络，清热解毒。

内服外用，双管齐下，效果显著。嘱患者少吃鸡蛋、牛奶等发物。

以前在医院上班时，科室医生在为患者做痔疮手术前后，都会让患者用洁尔阴洗液坐浴，一部分痔疮就是由湿热下注引起的。另外女性霉菌性阴道炎也可用洁尔阴洗液。

中医治病，不是治病名，而是辨证用药。

我到农场时老师正在铲土，准备种南瓜，将近一百兜的南瓜秧，需要占用很大面积的土地。我想的是，种这么多的南瓜，到丰收时吃不完，送人也送不完，那我们不得把南瓜挑到市场上去卖，那我们不就成商人了。

一株南瓜最少可结三个南瓜，一百株那得结多少个南瓜，吃不完，卖不完，可做南瓜饼、南瓜粑粑、南瓜干等。南瓜子可杀虫，可治疗前列腺炎，可炒着吃……我又在胡思乱想。

继续挑水种红菜薹，天阴沉沉的，种下后都不用浇太多水就能活下来。这菜越种越有心得，当然有没有收成又是另外一回事。

弟子：师父，一担满满的水好沉呀。

师父：己所不欲，勿施于人。水沉，还不是因为自己的体能不够，好好锻炼吧。

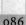

11 月 23 日
星期四
阴转晴

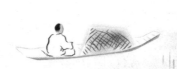

19.

石菖蒲、柏子仁、益智仁、甘松

福报不够的人，会常常听到是非；福报够的人，从来没有或很少听到是非。修行是点滴的积累。

痛苦只是一阵子，过后回头看看，其实那都不算什么，拽得越紧，越是无法自拔，学会感恩，随顺的同时，也要坚持自己最基本的原则。

菖蒲性温，开心利窍。

祛痹除风，出声至妙。

石菖蒲为开窍药，归心、胃经，可开九窍。心藏神，主神明，心窍开通则神明有主。若心窍受阻，清明被蒙，神明内闭，则神志昏迷，不省人事。

石菖蒲因其辛香走窜之性，可通心开窍，省脑回苏。其开窍醒神之力较缓，但并不影响它的功效，对于痰湿秽浊之邪蒙蔽清窍所导致的神志昏乱，癫狂痴呆，头昏健忘，耳鸣耳聋，均有很好的治疗作用。

另外，石菖蒲善于化湿开胃，治疗湿阻中焦，脘痞不饥，湿热毒盛蕴结肠中所致水谷不纳，痢疾后重之噤口痢等。

柏子味甘，补心益气。

敛汗润肠，更疗惊悸。

植物种子类药物，皆具有甘润滋养之性。柏子仁味甘，可养心安神，天王补心丹（人参、茯苓、玄参、柏子仁、丹参、桔梗、远志、当归、五味子、麦冬、天冬、酸枣仁、生地黄）的组成中就有柏子仁，能滋阴清热，养心安神，治疗神经衰弱，冠心病，以及梦遗，手足心热，口舌生疮，大便干结等心肾阴虚血少证。

益智辛温，安神益气。

遗溺遗精，呕逆皆治。

益智仁归脾、肾经，可治疗肾阳不足之遗精、滑精、遗尿、尿频。名方缩泉丸（山药、益智仁、乌药）可暖肾固精缩尿。

脾肾阳虚之五更泄泻或久泻不止，脾胃虚寒，腹中冷痛，口多涎唾者，都可在辨证方中加入益智仁。

甘松味香，善除恶气。

治体香肌，心腹痛已。

甘松属理气药，归脾、胃经。因其味香，可开郁醒脾，理气止痛，用于治疗脘腹胀满，食欲不振，呕吐。身体有异味者，可用甘松煮水洗澡。另外还可祛湿消肿，治疗脚气肿痛、牙痛。

患者，女，30岁，自诉感冒后输液，感冒倒是好了，但遗留咳嗽痰多，色白，浑身感觉很沉重，打不起精神。

老师说要喝温水，现在天冷要注意防寒保暖，禁食冷饮、水果，至少目前不可以食用。

四逆散（柴胡5克，白芍10克，枳实10克，炙甘草5克），加石菖蒲10克，桔梗10克，半夏10克，陈皮5克，茯苓10克，生姜5片，乌梅1个。3剂，水煎后温服。

石菖蒲通九窍，桔梗辛散苦泄，可利咽，宣肺祛痰，多用于治疗咳嗽痰多。

半夏、陈皮、茯苓、炙甘草，又称二陈汤，半夏可和胃降逆，燥湿化痰；陈皮理气行滞。治痰先理气，气顺则痰消。茯苓健脾渗湿化痰，杜绝痰之来源；甘草调和诸药；生姜可和胃止呕，解半夏之毒，并协助半夏化痰降逆。

乌梅可收敛肺气，燥湿理气，祛已生之痰，健脾渗湿，杜绝生痰之源。痰化湿去则咳自止。

因为冬至后多雨，南方的春天雨水更多，不方便沤草木灰，故在冬至之前，我们要把来年的草木灰沤好。

这两天一有时间我就去锄土种红菜薹，菜薹一天天长大，错过了移栽的时间，不利于菜的成长。

我在农场随老师收完了草木灰。讲真的，刚开始我对草木灰肥料特别陌生，很黑，又容易弄脏衣服，因此我不愿意去碰它，还如用锄头锄草不仅不太累，也不会弄脏手和衣服。

现在我自己种了蔬菜，用到草木灰的地方比较多，用手一把又一把地撒在蔬菜旁边也不会觉得脏，有时老师把草木灰缠好放在蛇皮袋里，我们二话不说，扎好就扛在肩上往竹屋里面搬运。

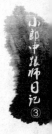

其实不管是我们看的书，还是使用过的垃圾袋，都不脏，只是因为人的分别心作怪，觉得它们脏罢了。

我在竹屋种完红菜薹，看到老师带着金宝、婉婷在砍草，之所以用"砍"字，是因为这里的草经历了风吹日晒雨淋，韧性十足，没有方法与技巧，撂倒草还真不容易。

他们见我来后说，再多砍一些吧，这些草急需用，这块地也要开垦出来移植南瓜秧。熟手碰韧草，当然是韧草甘拜下风。

老师问我们，是否知道母亲河黄河的表法？这个问题我从未想过，所以回答不上来，倒是想起了李白的诗：君不见，黄河之水天上来，奔流到海不复回。君不见，高堂明镜悲白发，朝如青丝暮成雪……

老师说："黄河志在海，千百年来奔腾不息，一个人成才与其资质无关，与其是否能坚持，是否有毅力有关。记住，滴水可以穿石。"

我们点头。

弟子：师父，干活学习，有没有不累的方法？

师父：事来不较劲，事去心清凉，做什么事都要心安于当下。

20.
小茴香、大茴香、干姜、附子

王健林答应接受央视记者的采访，种种原因，央视记者没有在约定的时间内赶到。2 分 57 秒，2 分 58 秒，2 分 59 秒，3 分钟过后，记者仍未赶到，王健林走了。

有人会觉得这是大人物耍大牌，殊不知守时是对对方的尊重，也是对自己的尊重，更重要的是可以反映一个人的诚信。

鲁迅说，无端地空耗别人的时间，其实无异于谋财害命。又说，浪费别人的时间等于谋财害命，浪费自己的时间等于慢性自杀。

天气变得寒冷起来，晨课推迟到了六点半。待我们听完课，义诊完，很多人还在梦乡。听课随缘，不在乎人的多少；

义诊随缘，人少说明大众身体健康。

小茴性温，能除疝气。

腹痛腰疼，调中暖胃。

大茴味辛，疝气脚气。

肿痛膀胱，止呕开胃。

辛能散，温能通，善走脏腑而能温里祛寒，温经止痛。

《内经》曰：寒者热之，疗寒以热药。

茴香有大、小两种，小茴香为伞形科茴香的成熟果实，又名谷茴香；大茴香为木兰科八角茴香的成熟果实，又名八角茴香、八角。

大茴香药力较弱，多用于食物调味品。小茴香性温，归肝、肾、脾、胃经，能够温中散寒止痛，用于治疗寒滞肝脉，寒疝腹痛，少腹冷痛，痛经闭经，睾丸偏坠胀感，常与乌药、青皮、高良姜配伍使用。

妇人盆腔积液，腹部冷痛，单味小茴香30克煮水服用，连服3～5天，腹痛除，积液消。

小茴香温可祛寒，芳香可行气，另外还可理气和胃，治疗中焦虚寒气滞，脘腹胀痛，食少吐泻等症时，均为首选之药。

干姜味辛，表解风寒。

炮苦逐冷，虚寒尤堪。

附子辛热，性走不守。

四肢厥冷，回阳有功。

干姜与附子皆属温里药，皆为辛热之品，皆可温中散寒，回阳救逆。

姜为民间常用药物，因加工炮制的不同，功效也略有区别。

小郎中跟师日记③

干姜为姜之干品，燥热之性较强，偏治里寒证，能温中散寒，回阳通脉，温肺化饮，治疗脾胃寒证，亡阳证，寒饮咳喘。炮姜为干姜炒黑之品，善温经止痛止血，用于治疗中焦虚寒性出血。

古人云：干姜能走能守，炮姜守而不走。

干姜与细辛、五味子、麻黄配伍，能温肺化饮，用于治疗寒饮喘咳之证。

附子有毒，为温里散寒之要药，被后世称为回阳救逆第一品药。附子与干姜、甘草、人参配伍，可疗亡阳虚脱，肢冷脉微，肾阳不足。

命门火衰，阳痿宫冷，遗精尿频，心阳不足，胸痹冷痛等，都可在辨证方中加入附子，以补火助阳。

附子配桂枝、白术、甘草，可散寒止痛，治疗寒湿痹痛。

附子主要治疗中、下二焦里寒证，值得注意的是，不宜与半夏、瓜蒌、贝母、白及、白蔹同用。生品外用，内服须经炮制。

患者，女，15岁，自诉每年冬天都会手脚冰冷，晚上睡觉时被窝冰凉，不易暖热。

老师把完脉后让她每天早上坚持跑步，必须防寒保暖，坚持锻炼也是必要的。正气存内，邪不可干，手脚怕冷，说白了就是正气不足，不能抵御外邪侵入。

四逆散（柴胡5克，白芍10克，枳壳10克，炙甘草5克），加桂枝10克，鸡血藤20克，细辛3克，生姜5片，大枣5枚。3剂。服药后可用药渣熬水，泡手脚。

这是四逆散加桂枝汤，可疏肝升阳，调和营卫。桂枝汤出自张仲景的《伤寒论》，言：太阳中风，阳浮而阴弱，阳浮

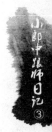

者热自发，阴弱者汗自出。啬啬恶寒，淅淅恶风，翕翕发热，鼻鸣干呕者，桂枝汤主之。

桂枝汤看似治疗伤寒病，实则用好了可治疗人体诸多病患，调和人体阴阳。

人体气不通则麻，血不通则木，气通则血和。鸡血藤可活血补血，舒筋活络，可通过桂枝把气血输送到四肢。

细辛辛温，善走窜，达表入里，可祛风止痛，并可散寒。

义诊后，老师帮金宝指正了缺点。难得啊，老师是否指正缺点也是分人的，因为有些人像瓷器，不耐敲，甚至一敲就会粉身碎骨。有些人却像钟，越敲声音越响。

这让我想起以前和老师讨论的话题"怎样待人"。对待上等人直指人心，可打可骂，真面目待他。对待中等人最多隐喻他，要讲分寸，因为他受不了打骂。对待下等人，要面带微笑，双手合十，因为他很脆弱，并且心眼小，只适合用世俗的礼节对待他。

金宝对阿贤比较热情，会给阿贤送菜，但对婉婷却呼其为姑娘。

老师说，待人不可有分别心，不可称呼甲为师兄，却称乙为姑娘、小子或名字。不能看这个人好，看那个人差，要用一视同仁的眼光对待众生。

我听后反思自己何尝不是这样的人。常说物以类聚，人以群分。和自己气场相合的人，就喜欢多接触，对于话不投机半句多的人，则避而远之。

为人处事是一门很深的学问，但不管怎么说，待人真诚是最起码的准则。

因为专心读书学习，记不住对方的名字没有错，但相处在一个环境中，时间久了还直呼人家姑娘、小伙，就不应该了。

芳姐说，什么事情都不能一刀切，要一分为二地看，把问题了解全面了再下定论，尽可能把事做圆满。

婉婷说，我们的人生就是在不断地破除自己的分别心、执着和妄想。

老师说，吃什么不重要，若心怀感恩，菜根、清水也可嚼出甜味来。

执着就是坚持自己固有的想法，不接受他人的建议，自己想要的就必须得到。执着，要一分为二地看待，可以是褒义词，也可以是贬义词。

妄想就是空想、幻想，比如说总想着自己是个有钱人，却不肯付出努力；总想着嫁入豪门，却不懂提升自己的价值与修养。

我听后不禁感慨，身边怎么都是深藏不露之人。

上午在马路边捡了一大捆别人丢弃的泡沫，用来垫草木灰袋子，以防袋子直接接触潮湿的地面，使草木灰弄湿结块。

老师正在农场铲土，小美在给菜挖沟，方便施肥。我把泡沫放好。老师说要给荷兰豆插上竹子，让其顺着竹竿往上爬。我插嘴道，这叫顺其性。

老师让我把农场的两个枕头带回去给金宝。

金宝说："这枕头好贵，一个就要两三百块钱，丢掉太可惜了。"

老师笑着说："再贵的枕头，对我这种睡觉不用枕头的人来说都没用。"

枕头再好再贵，不如有一个好的睡眠，质量好的睡眠与

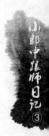

价格贵的枕头无关。

砍竹、削竹、插竹，让荷兰豆顺性上爬。中医治疗疾病也一样，气血不足时，要养其真；生命力旺盛，周围的空间束缚住发展时，就要顺其性。

下午一点，老师带我们进龙山搬书回来，还把笔记本电脑借给我用。由于电脑长时间未使用，充电后开不了机，得麻烦橼爸爸维修。

龙山的阿叔阿婶给我们送了两大罐菜干、木瓜，还有种的青菜。老师在龙山待了有两三年了，这里充满了暖暖的人情味。

清晨我们上早课义诊，每天风雨无阻。下午我们铲土种菜，坚持不懈。

弟子：师父，给我们说说农民种田的经验吧。

师父：深耕胜浇水，搭好瓜棚胜施肥。

管理好自己的身体，如同种田，要遵循大自然的生长收藏规律。

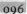

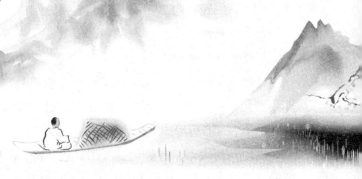

11月25日
星期六
阴

21.
川乌、木香、沉香、丁香

人有百病，药有百草，百病百变，不离寒热与阴阳，草药百味总在酸甘辛咸苦。因此，我们学药要懂药的心，而懂药的心，必须经过看到药材，知其性味，明其功效，再实践运用于临床。

纪录片《本草中华》第四集奇遇里有一段话让人深思。

一棵草，可以藏下世间所有的智慧。

当人们与之相遇或透析出生活的道理，沉浸在人生的山水，唤醒沉睡的感官，碰撞出崭新的生机，或熏染人生的境界，领悟抵达的意义。

而所有的奇遇，都昭示着生命本来的面目。

因为无论如何，我们总是到达等待我们的地方！

世间万物都有灵性，我们用不同的心对待它，它也会用不同的方式回应我们。

川乌大热，搜风入骨。

湿痹寒疼，破积之物。

疗寒以热药，大热意味着可治疗骨头里的寒痹冷痛，冷痛越严重，效果越好。川乌归心、肝、肾、脾经，可温经止痛，用于治疗心腹冷痛，寒疝作痛，风寒湿痹，关节疼痛。

生川乌有大毒，宜外用；制川乌也有毒，内服时宜先煎久煎，不可与半夏、贝母、天花粉、白及同用。

木香微温，散滞和胃。

诸风能调，行肝泻肺。

沉香降气，暖胃追邪。

通天彻地，气逆为佳。

木香和沉香同属理气药。

木香辛温香燥，能通利三焦，善于行脾胃大肠之气滞，是行气调中止痛的要药；能健脾消食，用于治疗脾虚气滞，食少便溏，脾失运化，肝失疏泄而致湿热郁蒸，气机阻滞之胁肋胀痛，黄疸口苦，疝气疼痛，睾丸偏坠疼痛，寒凝血瘀之胸痹心痛。

沉香气味芳香，味苦质重，沉降下行，善于温中降逆止呕，纳气平喘，常用于胃寒呕吐呃逆，肾虚气逆喘息，寒凝气滞，胸腹胀满疼痛，常配乌药、木香、槟榔，行气止痛。

丁香辛热，能除寒呕。

心腹疼痛，温胃可晓。

丁香的花蕾称公丁香，成熟果实称为母丁香、鸡舌香。两者性味功用相似，但公丁香气味较重，药力较强；母丁香气味较淡，药力较缓。

丁香可温中降逆，治疗脾胃虚寒，呃逆呕吐，为胃寒呕逆之要药。其能温肾助阳，治疗心腹冷痛，肾虚阳痿，宫冷不孕。单味丁香研粉外敷可治疗疮痈。

患者，男，60岁，自诉咳嗽咳痰，夜间加重难以入睡。

老师说："咳的是清稀样痰水吧？"

患者点头说是，脾胃也不太好，睡不好，精神也不好。

老师说："老人家您就是什么都要好，现在生活条件好了，吃喝穿住不用愁。另外，您只是小小的咳嗽，比起那些生病躺在床上动不了的人，好太多了。"

四逆散（柴胡8克，白芍10克，枳壳5克，炙甘草5克），加党参10克，炒白术10克，茯苓10克，陈皮5克，半夏5克，细辛3克，五味子5克，干姜8克。3剂。

服药期间忌食肥甘厚腻、煎炸之物，忌牛奶、鸡蛋，注意防寒保暖，每天步行5～7公里，或者去稻田地里干活，要喝温水。

患者对老师交代的事情连连点头。

四君子（党参、茯苓、炒白术、炙甘草）加陈皮、半夏、为陈夏六君子，具有益气健脾，燥湿化痰之功。

党参健脾养胃；白术健脾燥湿；茯苓健脾渗湿；陈皮健脾理气，燥湿化痰；半夏和胃降逆化痰；干姜、细辛温肺化饮；五味子敛肺止咳。

义诊后我们随老师回去途中，老师问我们，是否知道钉子的表法。

我说："钉子可钻孔，很多物品的组成都少不了钉子的连接，中药之甘草为国老，在物品中钉子也称得上是国老。"

老师说："不管是铁器还是木器，都少不了钉子。钉尖锐

099

利善钻研，而钉帽要经千锤百炼，一颗钉子才有作用。人也一样，只有在艰难困苦中经历了千磨百练才能健康成长。"

我们点头，在顺境中能够成长，在逆境中同样也需要昂头挺胸地成长。

在农场，老师带着金宝种包菜，我继续移栽红菜薹，菜栽得多了，虽然还达不到熟能生巧，但手法快了很多。

老师知道我们经常熬夜便说："磨刀不误砍柴工，一定要有好的睡眠，才会有好精神好身体，不要吝啬睡觉，中医普及是我们一辈子要干的事情，好事不在急中求，平稳坚持才是王道。"

是呀，前人讲身体是革命的本钱，吃好，睡好，身体才能好。

晚上我们一起去龙尾义讲义诊，老师曾说，你若风雨无阻，我便坚持不懈。人与人的进步都是相互成全。

这次仍是坤哥开车接送我们，何老师心里过意不去，要求给坤哥补点油费。坤哥拒绝着说："你修你的德，我积我的善。"后来这句话在龙尾传开了，成为助人后不求回报的口头禅。

今晚老师讲小儿瘦弱不壮论。

第一，瘦弱之病，乃脾胃不行。孩子瘦弱多与脾胃运化失常有关，父母缺乏意识给孩子吃过多的零食，导致孩子面黄肌瘦或浑身肥肉。要戒零食，一日三餐按时吃，身体才能健健康康。

第二，贫血与阳光。晒足阳光的花草树木和蔬菜才有韧性。孩子在阳光中成长，才能有健康的体魄。可用四君子、鸡矢藤消食化积，健运脾胃。因脾主四肢，主运化，主统血。

第三，四肢懒动，中土不运。动一动，少生病与痛。

第四，四肢躁动，土不伏火。瘦弱多动急躁，大枣、甘草泡水喝，甘能缓急。

第五，口气重，胃气不降。孩子口中热臭，为阳明胃气不降，食用过多肉类，积在肠胃无法消化，可用保和丸健胃消食除臭。

第六，零食养病不养命。对待零食，要像竹子一样有节制。

第七，一顿吃伤，十顿喝汤。这句话三岁小孩都能懂，但八十岁的老翁未必能做得到。千种疾病都有一个因，那就是不觉悟，不警醒，同样的错不停地犯，同样的病经常生。

第八，口角流清水。水果凉饮不可再吃，可以喝姜枣红糖茶暖脾胃。

第九，瘦怕没精神，胖怕没屁股。其实不管胖与瘦，都一定要有精气神。人之三宝——精、气、神，正气存内，邪不可干。

第十，吃饱不如睡饱。吃饱长肌肉，睡饱长精神。睡眠是人体抵抗外邪的第一道防线，要做个睡美人。

有一句话叫，"会休息的人才会工作"。你怎么看？工作、学习、生活，要劳逸结合。我们要懂得在紧张的工作中自我调节，不要等到累得不行才想到休息。

弟子：师父您怎么看待大人吃伤脾胃？

师父：欲胜理则凶，理胜欲则吉。

当理智胜过欲望的时候，身体才能健康。明白什么该吃，什么不该吃，好吃不多吃，饮食如此，生活中的方方面面也一样，一切合乎理！

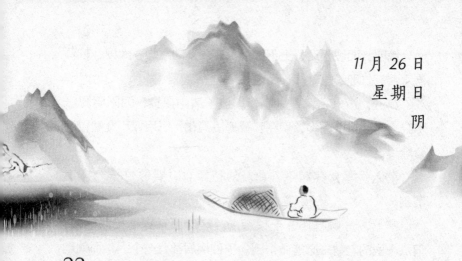

22.

砂仁、荜澄茄、肉桂、桂枝

我们要学会宽恕伤害过自己的人，因为他们也很可怜，被压力推动不由自主。要知道任何人光鲜的背后，都有着太多不为人知的痛苦。

对自己不喜欢的人，报之以微笑，默默为他祝福。对自己喜欢的人，真情流露，真诚相待。

砂仁性温，养胃进食。

止痛安胎，行气破滞。

脾喜燥而恶湿，土爱暖而喜芳香。

砂仁属化湿药，归脾、胃、肾经，可治疗脾胃不和，特别适用于脾胃寒湿气滞者。

食用凉果冷饮后腹痛加重，可用香砂六君子丸（砂仁、广木香、党参、白术、茯苓、甘草、陈皮、半夏）以益气健脾，行气化痰。砂仁作用于中下二焦，善理脾胃气滞，温脾止泻，并能理气安胎。

荜澄茄辛，除胀化食。

消痰止哕，能逐寒气。

肉桂辛热，善通血脉。

腹痛虚寒，温补可得。

荜澄茄和肉桂均属祛寒药。

岭南春来早，花开满地香。

子曰荜澄茄，根名豆豉姜。

入口肠胃暖，煮水腰脚壮。

外搽风寒祛，常备无人伤。

荜澄茄是山苍树的种子，归脾、胃、肾、膀胱经。人吃了凉冷食物导致胃寒呕逆，脘腹冷痛，可用荜澄茄温中散寒。

荜澄茄可行气止痛，暖心脏阳水，痰清色白，寒疝腹痛，寒湿郁滞者可用。

肉桂归肾、脾、心、肝经，功可补火助阳，配伍附子、熟地黄、山茱萸可温经通脉，引火归原，治疗阳痿宫冷，腰膝冷痛，痛经闭经，寒湿痹痛，心腹冷痛，肾虚作喘，眩晕目赤。

另外，久病体虚，气血不足者，在补气益血方中加入少量肉桂，有温运阳气、鼓舞气血生长之效。

肉桂用途广泛，值得注意的是，阴虚火旺，里有实热，有出血倾向者，以及孕妇慎用。

桂枝小梗，横行手臂。

止汗舒筋，治手足痹。

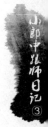

桂枝为桂树的小枝,归心经,善于温通卫阳而发汗解表。桂枝配伍麻黄,可治疗风寒感冒所致的无汗表实证;配伍白芍,可治疗有汗表虚证;配伍茯苓、猪苓、白术、泽泻,可助阳化气,用于痰饮、水肿者。

桂枝具有温经通脉的功效,可治疗脘腹冷痛,血寒经闭,关节痹痛等寒凝血滞诸痛证。

炙甘草汤内就有桂枝,用于治疗心阳不振,不能宣通血脉而致心动悸,脉结代。

患者,女,20岁,诉手脚发凉,颈椎疼痛,后背心处常感觉发冷。

现在已入冬,我看到患者只穿了一件长袖加裙子,马上明白了原因所在。

老师把完脉后说:"你这是心阳不振,脾胃也不太好,还特别容易感冒。"

患者点头称是,抵抗力差,风一吹就头痛、肢体疼痛。

我正准备写四逆散加桂枝汤的方子,只听老师说:"肉桂打粉,每天早上在稀饭或面条里加上 3 克,拌匀来吃,另外要注意保暖防寒,多晒太阳,多运动。

听话按医嘱做,不多久手脚就会暖和,如果光听不练,人参、鹿茸也不管用。"

真是活学活用,刚讲到肉桂就把肉桂用上去了,这种食疗方法简单便捷,经济灵活。

我觉得最重要的还是患者自身观念的改变,冬天只穿一条裙子,想想就觉得冷。

老师说肉桂归心经,就像冬天里的太阳所散发出来的热量,能够加强心脏火力,心脏火力足,手脚发凉,背心发冷的症状就会得到改善。

至于患者颈椎疼痛，多是由于她长时间用手机有关。少玩手机，多运动，多锻炼，休息好，身体很快就能恢复过来。

治疗时能不用药物治疗的疾病就不用药物，能用一味药起效的疾病，就不用两味、三味，甚至更多味药，关键还是靠提高自身正气。俗话说：门内有君子，小人进不来。

下午1点，我们在君悦门口等老师，坤哥带我们去挖姜。据说这姜需要我们自己挖，要多少有多少。于是我们带了铲子和镰刀就出发了，想象着一望无际的田野里到处是郁郁葱葱的姜苗和肥肥胖胖的生姜。

老师说，陈皮、姜、茶制作成温胃消食茶服务于大家也挺好。姜挖出来后洗净切丝，晒在刘屋桥，从桥头晒到桥尾。我听后想了想，这么多的姜，切丝得多累呀！

通过种姜户主的引领，我们驱车来到一条单行车道的路边，左边是长满杂草的山，右边是长满草的荒地。

姜主说就是这里，在杂草中有近两百垄的姜，我们可以自己挖，至于费用随便我们给。我看着长得比人还高的草，大跌眼镜，我想象中美丽的姜田……

倒是老师，扛起一把铲，踩上一块石，跳进了草里。我们也紧随其上，翻开杂草，生姜那沁人心脾的气味立马传入鼻中。

姜主站在路边，犹豫了一会，也跟了上来，用手指着眼睛所能看到的青草说，这全部都是姜，姜和草都在一块儿，需要在草中寻姜。

由于带的工具不是很齐，给我们在草中寻姜带来了一定的困难，但不管怎样，还是在荒草中找到姜垄，挖出一点点的姜。虽说只有一点点，我们还是感到了满满的收获。金宝、婉婷拿着好不容易挖到的手掌大的姜拍照。

因为劳动而劳动，身体会很累，因为快乐而劳动，劳动中是满满的乐趣。

我们属于后者，考虑到婉婷要回家，工具不齐，水也未带，坤哥外婆过生日，晚上要给外婆做寿等原因，我们三点半就回来了，挖了三四斤姜，但是我们都乐在其中。

回来后我架不住眼皮打架，倒在床上睡了半个小时才去农场。红菜薹、青菜薹长得都很旺盛，需要分栽，还有我自己播的种子，长出了我自己也不认识的青菜，也需要移栽种植。看不完的书，写不完的字，还有种不完的菜。

随老师做事时速度快，效率高，一个人做事可以不紧不慢，想着老师上午说的话，"真学之人，对己不对人，托底就下，不假借他人之手"。

一个学生在求学的道路上，要做的事情做不成功，遇到挫折和困难，或者人际关系处得不好，不要先从别人身上找原因，而是要自我反省，一切从自己身上找原因。做事务必亲力亲为，还有就是不随波逐流，人云亦云，要有自己的主见。

弟子：师父，如何能更好她为人处事？

师父：三人同行，必有我师，择其善者而从之。

每一个人都有自己的优缺点，每一个人都是自己的一面镜子，学习对方的优点，改正自己的缺点。

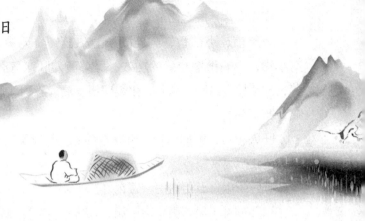

11 月 27 日
星期一
晴 转 阴

23.
吴茱萸、延胡索、薏苡仁、肉豆蔻

世上最锋利的是什么？有人说是刀，有人说是激光。而我们给出的答案却是滴水穿石。

老师说我们要有滴水穿石的精神，每天学一点中医草药，即使是最愚笨的人，都会变得聪明。而如果停滞不前，即使拥有最聪明的资质，最后也会变得愚笨。这个世界上从不缺聪明之人，缺的是滴水样持久精进之人。

我听后想起爱迪生说过的一句话，天才就是百分之一的灵感，加上百分之九十九的汗水。如果没有百分之九十九的汗水，哪来百分之一的灵感。持续不间断的坚持，是走向成功必经的过程。

吴萸辛热，能调疝气。

脐腹寒疼，酸水能治。

吴茱萸、小茴香、肉桂同属温热药，吴茱萸性热燥烈，有小毒，具有散寒止痛的功效。吴茱萸为肝寒气滞诸痛之主药，与桂枝、当归、川芎、生姜配伍，治疗厥阴头痛，寒疝腹痛，寒湿脚气等。

肝火犯胃，胁痛口苦，呕吐吞酸者，用吴茱萸配伍黄连，可降逆止呕。

脾肾阳虚，五更泄泻，怎么办？

用四神丸（吴茱萸、肉豆蔻、五味子、补骨脂、大枣）温肾散寒，涩肠止泻。

延胡气温，心腹卒痛。

通经活血，跌仆血崩。

延胡索性温能活血，行气止痛。《雷公炮炙论》记载："心痛欲死，速觅延胡。"

李时珍对延胡索的评价更高："行血中气滞，气中血滞，故专治一身上下诸痛"。在临床上广泛用于气滞血瘀所致身体各部位的疼痛。

王清任有六个逐瘀汤，治疗瘀血在膈下的膈下逐瘀汤，以及治疗血瘀少腹及下腹部的少腹逐瘀汤中均含有延胡索。

薏苡味甘，专除湿痹。

筋节拘挛，肺痛肺痿。

味甘皆能利水渗湿。薏苡仁可以利水渗湿，治疗水肿、脚气浮肿；配伍人参、茯苓、白术，可健脾止泻，除湿痹拘挛；配伍红藤、败酱草可治疗肠痈；配伍鱼腥草、金荞麦、冬瓜仁，可治疗肺痈。

薏苡仁还能解毒散结，治疗癌症、赘疣。

肉蔻辛温，脾胃虚冷。

泻痢不休，功可立等。

肉蔻可涩肠止泻，配伍干姜、党参、白术，用于治疗脾胃虚寒，久泻不止。

前面提到的四神丸其中有一味药就是肉豆蔻。

另外，肉豆蔻可温中行气，治疗胃寒气滞，脘腹胀痛，食少呕吐等。值得注意的是，湿热泻痢者不可用肉豆蔻。

患者，女，40岁，诉胁肋胀痛，口苦口干，呕吐反酸，头痛，牙痛，浑身不适感。

老师把完脉后说，满架葡萄一根藤，看似诸多不适，实则是肝火犯胃所致。你们看她的舌脉，舌红苔黄，脉弦数，乃肝经火郁之候。

《素问·至真要大论》讲：诸逆冲上，皆属于火，诸呕吐酸，暴注下迫，皆属于热。火热当清，气逆当降，老师让患者去药房买中成药左金丸，按说明书服用，另外嘱少荤多素，坚持徒步，劳逸适度，遇事不怒！

左金丸源于《丹溪心法》，由黄连和吴茱萸两味药组成。黄连苦寒泻火；吴茱萸疏肝解郁，乃降逆止呕之良药。两药相合，苦降辛开，一清一温，可清肝降逆，行气止痛。

我们早早吃了午饭，休息了一会儿，带上工具就出发又去挖姜了。

这次老师没有着急带我们挖姜，而是自己拿着铲在附近转了一圈，回来后找了一块草相对较矮的田地开始工作。

由于工具齐全，且草相对较矮，草除得很快，姜长得也比较好，不多久就挖了满满一箱。

坤哥穿着长雨靴，挥着大刀砍草。我和金宝仍是配合老

师除草，老师用铲挖姜，我和金宝把姜清理后装箱。

金宝被不知名的虫子咬到小腿，麻痛不止，我也被不知名的虫子咬了脚踝，肿起了一个小包。

由于以前有被蜂蜇伤未及时清理毒素，导致伤口不易愈合的经验，从那以后我每次被虫蜇伤后，都会马上挤出一些血水来。

这一次也不例外，我把血水挤出后，老师帮忙在伤口处滴了少许姜汁。懂医者信手拈来的姜都可以解毒消肿。

踩泥巴后鞋子较沉，于是我把鞋脱掉，赤脚踩在密草上，刚走两步感觉脚底下不对劲，低头一看踩到了"黄金"。

金宝见后大笑说："润雅，你要走狗屎运了。"

我也乐了，说："臭呀，要不你也来踩踩，走走狗屎运？"

大家都乐开了。我只得把鞋子上的泥在树上敲敲，继续穿上鞋。

有什么样的心态就会有什么样的心情。老师常说，会转没有逆境，不管是比人高的草，还是被不知名的虫子咬，不管是被杂草划伤手脚，还是踩到"黄金"……

当我们把这一切当作是历练心志时，一切都会变得不那么重要，仍会享受劳动带来的乐趣。

夕阳西下，我们带着工具和战利品返回。

在车上我说："我今天挖了十几垄姜，貌似也没昨天累。"

坤哥智慧地说："你觉得老师带我们挖姜的时候，草的多少与姜的收获成正比吗？"

就是说，我们挖两垄姜，草多姜少，心里会有些许失望，但挖完之后老师必会带我们挖上几垄草少姜多的地，此刻将是满满的收获与喜悦，这样的话心不会一直失望，也不会一直喜悦。

金宝说："挖姜都能挖出人生道理来。"

怪不得老师一来不是着急去挖姜，而是详察地形与姜的生长，劳逸结合身心才不会觉得疲惫。

我下车时提了些姜，准备回家做糖醋姜。

清晨出门含姜可有效抵抗风寒；风寒感冒初期，含姜可把感冒扼杀在摇篮里。

走回住处的路上，一位阿姨跟我说："你师父真是个傻子，患者给他红包，他不收，有时还低价卖书，或者直接把书送给人。"

我听后乐了说："谢谢您这么称呼我师父，一个人不傻，但却得到傻子的称号，那是他获得了巨大的自由。下次你也叫我傻子吧，我高兴。"

我说完在阿姨凌乱的眼光中走远了。

弟子：师父，健康长寿的秘诀是什么？

师父：若要长生，肠中常清，若要不死，肠内无滓。清淡饮食，配上五谷杂粮，让身心清净，做个健康长寿的人。

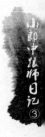

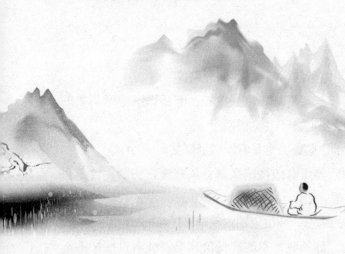

24.
草豆蔻、诃子、草果、常山

　　你看到弓和箭，会想到什么？

　　弓还是弓，箭还是箭，身体像弓，学习像箭，弓不硬，箭射不远。若要箭射的远，第一，方向要对；第二，弓要满，力要够。

　　想要拥有一番事业，想要把学习学好，必须有强健的体魄。而强健的体魄，从劳动中来。

　　草蔻辛温，治寒犯胃。

　　作痛呕吐，不食能食。

　　草果味辛，消食除胀。

　　截疟逐痰，解瘟辟瘴。

　　草豆蔻和草果均属化湿药，归脾、胃经，能燥湿，温中散寒。

草豆蔻可行气止呕，温胃散寒，治疗寒湿内阻，脘腹胀满冷痛，清浊不分，腹痛泻痢者，以及胃气上逆的呕吐。

草果燥湿温中，截疟除痰，可治疗寒湿内阻，脘腹胀痛，疟疾寒热，温疫发热等疾病。

值得注意的是，不管是草豆蔻还是草果，阴虚血燥者均慎用。

诃子味苦，涩肠止痢。

痰嗽喘急，降火敛肺。

诃子为敛肺涩肠药，归肺、大肠经，具有涩肠止泻的功效，治疗久痢久泻，便血脱肛。诃子为失音要药，与硼砂、冰片、桔梗配伍，可治疗肺虚喘咳，久嗽不止，咽痛音哑诸疾。

常山苦寒，截疟除痰。

解伤寒热，水胀能宽。

常山为涌吐药，有毒，可涌吐痰涎，用于治疗痰饮停聚胸中，胸膈壅塞，不欲饮食，欲吐而不能吐者。

常山还可祛痰而截疟，适用各种疟疾，为治疟要药。

常山涌吐可生用，截疟宜酒制用，治疗疟疾宜在寒热发作前半天或前两小时服用。

患者，男，6岁，其妈妈代诉孩子不爱吃饭，喜欢吃零食。

老师看了看孩子的鼻根，又看了看舌根厚腻的舌苔，说："先把孩子的零食戒掉，垃圾食品堵在肠胃哪还会想吃饭。零食养病不养命，晚上用白粥拌萝卜吃，现在这季节可多吃些萝卜，蒸、煮、煲汤都行，用糖醋浸泡萝卜，把萝卜晒干食用也可以。另外，可以去药房买保和丸，按说明书服用。"

保和丸由焦山楂、炒神曲、炒麦芽、制半夏、茯苓、陈皮、连翘、莱菔子组成，具有消食导滞和胃等功效。

山楂可消油腻肉积，神曲、麦芽消面食陈腐之积，莱菔子消食下气，消谷面痰气之积。

半夏、陈皮行气化滞，和胃止呕；茯苓健脾祛湿，和中止泻；连翘清热散结。诸药合用，使食积得化，胃气得和，共奏消食和胃之功。

父母有时间可带着孩子多亲近大自然，多晒太阳，温室里培养不出参天大树，花盆里养不出强劲花朵，孩子只有经历日晒雨淋才能更茁壮的成长。

义诊后我们随老师返回刘屋桥，健身阿姨们和我们打招呼，快乐地跟着视频摆动身体，尽管动作不标准，仍能看出她们脸上洋溢着的笑容。

老师说："你们不管是写《跟师日记》，还是写《师说》，都要把自己调整到最佳状态，要像跳广场舞的阿姨们一样拥有一颗喜乐的心，然后再去创作。其实从文字中可以读出你们写作时的心境，我希望你们的写作能力能更加精进。"

老师又问婉婷以前学什么专业，得知是学艺术创作的，老师又陷入了沉思。

老师希望能为所有来这里学习的学生都能找到他们的学习目标。老师说，如果找不到方向，只会白白浪费时间，还不如早点回家。

二十四节气前后三天的晚上，必须要在九点上床休息，可预防年老时许多疾病的产生，特别是节气交替时疾病加重的患者，更应该遵守。

俗话说，老时疾病都是壮时招的，身体的健康是一朝一夕规律生活的定课。

在农场翻土种青菜时，蚂蚁特别多，脚背、手背时不时地被咬一口，这是在锻炼我的心性。我被蚂蚁咬虽疼，但蚂蚁也是一条生命，当把这看作是在帮我针刺穴位、治疗身心疾病时，心就没那么浮躁了。

地里干活的农民们，身体为什么会健康？我想，肯定也有蚂蚁、蚊子、不知名的小虫，帮他们针刺穴位的功劳吧。

秋冬时节雨水较少，种菜的沟渠可以浅些，更有利于蔬菜的成长。人体也一样，秋收冬藏，顺应大自然的规律养生，身体才会更健康。

弟子：师父，怎样让心欢喜？

师父：春有百花秋有月，夏有凉风冬有雪。若无闲事挂心头，便是人间好时节。

一切唯心造，要心安于当下。

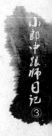

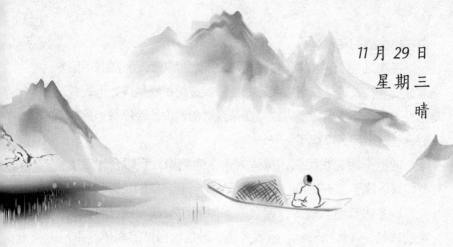

25.
高良姜、山楂、神曲、麦芽

　　有一个石雕，只雕完了上半身，而下半身则是石雕自己拿着刀斧与锤子来雕琢。

　　老师看完这幅图后评论，与其关注他人，不如雕琢自己。

　　也就是说，纵使别人有千般好，都不如把自己雕琢好，因此不要轻易关注外在，要把自己练得强大。

　　一个人散发出来的魅力，并不来自于名利、金钱，而是源于他的智慧。

　　俗话说：胸藏文墨虚若谷，腹有诗书气自华。多读经典、好书，成为一个让人如沐春风之人。

　　良姜性热，下气温中。

　　转筋霍乱，酒食能攻。

116

高良姜为温里药，归脾、胃经，为温暖中焦之主药，具有温胃止呕的功效，能够治疗胃寒呕吐，嗳气吞酸。还可散寒止痛，与香附配伍称为良附丸，治疗胃寒肝郁，脘腹冷痛。

山楂味甘，磨消肉食，

疗疝催疮，消膨健胃。

神曲味甘，开胃进食，

破结逐痰，调中下气。

麦芽甘温，能消宿食，

心腹膨胀，行血散滞。

山楂、神曲、麦芽都属于消食药，常用于治疗饮食积滞。

山楂助脾健胃，促消化，为消油腻肉食积滞的要药，同时还可行气散瘀，化浊降脂。

神曲则健脾开胃和中，善消面食、谷食积滞，适用于外感表证兼食滞者。

麦芽则行气消食，善于促进米面薯芋等淀粉性的食积不化证，同时还具有回乳消胀，疏肝解郁的功效。

患者，女，40岁，自诉失眠，心情烦躁，在医院检查诊断为脂肪肝、颈椎病。

老师嘱患者少吃油腻食物，多运动。脂肪肝多是由于血液里的痰瘀湿浊堆积太多，肝无力将这些垃圾疏泄排出。

四逆散（柴胡8克，白芍10克，枳壳10克，炙甘草5克），加制首乌10克，金银花10克，山楂10克，荷叶10克，葛根20克，丹参15克，川芎5克，陈皮5克，炒麦芽10克。5剂。

另外还要少荤多素，遇事不怒！

白芍、制首乌、金银花、山楂、荷叶可专降血脂，治疗脂肪肝。山楂行气散瘀，化浊降脂。单味荷叶泡水当茶饮，具有降脂的作用。脂肪肝与肝脏疏泄失常有很大的关系。

老师用四逆散加炒麦芽疏肝解郁，并交代她遇事不怒。俗话说：诊后劝说三句，胜似良药十帖。

下午三点，老师带我们去采葫芦茶。当我踩着单车三人并行时，老师说这样骑车比较危险。另外，骑单车没有特殊原因最好不要超过人行线。

学生多了，衣食住行方面的问题，老师都要操心！是呀，虽然在这里是放任自由地学习，但老师无时无刻不承担着师者的责任。

我们在一幢具有古朴风格的房子前停好自行车，老师从台阶垫下拿出钥匙开了门。映入眼帘的是厅堂中间一张四方形桌子和四条长凳，桌上整齐地摆着茶具。

绕过厅堂，是一棵高高的木瓜树，上面结着或大或小，或青或微黄的木瓜。接着是一个园子，几棵茂盛的龙眼树已经看不出它存在的年代，树下有杂草和葫芦茶。

我们割杂草，收葫芦茶。

地上有许多龙眼壳，可以看出龙眼很大，金宝表示惋惜，这么多的龙眼都坏掉了。我则认为，大自然给了我们一切，而眼前已经干掉的龙眼壳何尝不是龙眼树回馈大自然的方式。

蚊子叮的我们脖子、手臂瘙痒难耐，我有些不解地说："都快冬至了，这些蚊子怎么还不冬眠呢？"

老师说："你可别忘了，这边的天气一年四季如春呢！"

是呀，在四季如春的气候环境中，蚊子怎么可能冬眠？我头脑里突然冒出一句话，你永远无法叫醒装睡的人。

老师不管我们或站或望，或喝水，或异想天开，他一直挥刀砍柴。我们甚至怀疑蚊子、蚂蚁对他不感兴趣。而事实是，老师手上、腿上蚊子的烙印比我们还多，只是他不说而已。

我们干完活都满头大汗。金宝、婉婷看见高树上的木瓜，于是一根长竹杀向木瓜，用半个蛇皮袋去接，没接住，摔坏了。接着又有一个大的青木瓜，没等到老师帮忙接，又摔坏在地上。

当金宝捧着裂开的黄肉熟木瓜时，激起了我对吃的欲望，然后我们就瓜分了熟木瓜。

老师不吃，而是给我们拍照，我们边吃边说："老师，这吃相比较狼狈，给我们来两张比较优雅的。"

于是，有些人背过了镜头，留下我笑容满面地啃着甜木瓜。

先生称赞五经富的木瓜大，接着又说："环境还真能改变一个人，从不苟言笑到现在的喜笑颜开，就算没实现你心中的梦想，这一趟也值了！"

园子里的杂草、葫芦茶被收拾干净了，我们带着咧嘴的青木瓜、葫芦茶骑自行车返回到镇上。趁着天未黑，又骑车来到农场给蔬菜浇水。清晨的早课是我们的定课，护理农场的蔬菜也是我们的定课，不是农场的菜需要我们，而是我们的身体需要锻炼，需要这些菜。

弟子：师父，为什么有的医者能受到大家的喜欢？

师父：得道者多助，失道者寡助。医者意也，只有体谅病患，才能得到病患的信任，提升自己的医道。

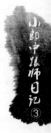

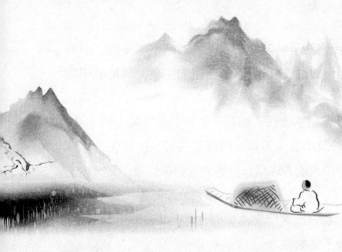

26.
苏子、白芥子、甘遂、大戟

　　当你烦恼的时候，要告诉自己，这一切都会随着时间的流逝而消失。当你取得成绩而欢喜时，也要告诉自己，这一切也将成为记忆。所以，要保持一颗平和的心去面对每一天。

　　人活在这世上，要有耕牛的精神，勤勤恳恳；还要有猛虎的魄力，意志坚定。

　　苏子味辛，祛痰降气。

　　止咳定喘，更润心肺。

　　白芥子辛，专化胁痰。

　　疟癖痞块，服之能安。

　　苏子、白芥子为化痰止咳平喘药。

　　外感六淫，饮食不节，七情或劳倦内伤，使肺、脾、肾、三焦功能失常，水液代谢障碍，凝聚而成痰。

苏子为一年生本草植物紫苏成熟的果实，具有降气化痰，止咳平喘，润肠通便的作用。主要治疗痰壅气逆，咳嗽气喘，痰多胸膈痞闷，甚至不能平卧者。

苏子与白芥子、莱菔子配伍，称为三子养亲汤，常用于治疗顽固性咳嗽，慢性支气管炎，肺心病等痰壅气逆食滞者。

白芥子辛温行散，善于温肺豁痰利气，并能散结通络止痛，常用于治疗痰湿阻滞经络所致的肢体关节疼痛、麻木，以及痰湿流注所致的阴疽肿毒。

古有"痰在胁下及皮里膜外，非白芥子莫能达"之说，如果说苏子祛痰如扫把，那么白芥子祛痰的功效如同钢刷。

甘遂苦寒，破癥消痰。

面浮蛊胀，利水能安。

大戟苦寒，消水利便。

腹胀癥坚，其功瞑眩。

甘遂、大戟苦寒有毒，药力峻猛，属于峻下逐水药，服药后能引起剧烈腹泻，能泻水逐饮，通利二便……

甘遂归肺、肾、大肠经，外用治疗痈肿疮毒，内服善于治疗水湿，水肿胀满，胸腹积水，还可治疗风痰癫痫。

大戟归肺、脾、肾经，外用可消肿散结，治疗疮痈肿毒，瘰疬痰核，同样具有泻水逐饮，通利二便的作用，其力较甘遂和缓，消肿散结之力较甘遂强，但其毒性相对甘遂为小。

值得注意的是，不管是甘遂还是大戟，孕妇均禁用，均不可与甘草同用。

天灰蒙蒙的，下着毛毛细雨，当我们打着手机电筒上完早课的时候才发现，偌大的天地间，我们仍做着定课。

上午十一点左右，我们一起去种玉米，天虽阴沉但不冷，穿两件衣服干活，一会儿就出汗了，有一种被天气欺骗的感觉。

待在住处望着天，想着是冬天，必须得包裹严实再去地里。结果发现老师穿着短袖在干活，而我穿了两件衣服，把我热坏了。

我们总喜欢用自以为是的想法来指导自己的行为，认为下雨天肯定会冷，天出太阳必然会热。想多了，生活哪有那么多的纠结。

这批玉米种子是我们自己种的玉米留下来的，上次种的玉米全军覆没了，据说是被地蚕破坏了，又说是被鸟用嘴把土翻开，把种子吃掉了。

我看着手中干瘪的玉米种子，对小美说："这种子发芽难。"

小美倒是呵呵地笑，说："身体在于运动，发不发芽无所谓。"

我左瞧瞧右瞧瞧说："我要学习你的心态。"

金宝倒是赚大了，玉米地的花生发了芽，我把苗拔出来。金宝乐呵呵地把这些花生芽用袋子装起来，说是小时候他妈妈就把发了芽的花生凉拌着给他们吃，现在也带回去凉拌着吃。

我小时候没吃过，所以，现在也不吃。看来一个家庭，不仅对孩子的成长有影响，对孩子的生活饮食习惯也有影响。

种着玉米，哼着熊二喜欢唱的歌，春天花会开，鸟儿自由自在……

老师则推荐我们听班得瑞（Bandari）的钢琴曲《迷雾水珠》《和兰花在一起》，可以联想到空谷幽兰，与世无争，高洁高雅。

说到兰花，我又想起了山里的野百合，便问："老师，您说孤芳自赏是褒义词还是贬义词？"

老师说："可褒可贬，看你怎么看。"

前面一位老阿姨一手拿伞，一手提菜向我们蹒跚走来。老师跟阿姨打招呼，然后对我们说："阿姨提菜走路去珍仔围，看似是阿姨提着菜，其实是菜在锻炼阿姨。"

我接过话茬："看你怎么看。"

老师听后，哈哈地笑了，说："这么快就被你学过去了。"

老师这是在褒我呢，还是贬我？看你怎么看！任何事无对错之分，关键是看自己的心态，一切唯心造。

我更喜欢听班得瑞的《追梦人》，尽管我听不明白他想表述什么样的意境，但我喜欢听里面的调，仅此而已。

下午我只穿了一件衣服去到农场，老师正在竹屋前劈竹子。

我问："干啥呢？"

老师说："给荷兰豆建房子！过来，拿绳子绑住。"

我和婉婷把老师递过来的竹子扎扎实实地捆在了荷兰豆旁边，让荷兰豆顺着它的"房子"往上爬。

老师知道婉婷会画画，就让婉婷用画来阐述经典名言名句。婉婷说现在没灵感，得再想想。

我说："用画来阐述养生保健、人生哲理，可行，有意思，好玩，有创意。"

给荷兰豆建好"房子"，我又继续种着不知菜名的蔬菜，婉婷也过来帮忙。种完之后，我说："一个人做事的速度再快，也比不上两个人，还是团结力量大。"

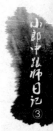

婉婷说："那是，要不怎么说，三个臭皮匠，顶个诸葛亮呢。"

从农场和大家道别后，我来到海莲姐家骑我的"小毛驴"。海莲姐的妈妈慈祥地对我说："你的电动车放在路中间碍到路人了，我挪到了旁边。"

阿姨怕我心里不舒服，又智慧地说："缺点就像白衣服背后的脏垢，你自己看不到，别人帮你指出来后，洗干净就好了。能够接受缺点的人，才能够成长！"

我乐呵呵地点头，谢谢她的指点。

确实，有时候急起来电动车是会放在路中央，认为只是一小会儿就走了，却未考虑其他路人的感受。必须时刻记住，做事不可毛躁。

弟子：师父，犯错是可原谅的，是吗？

师父：知错能改，善莫大焉。做错了是可以原谅，但前提是自己必须改正错误。

27.

芫花、商陆、牵牛子、海藻

《读书的三重境界》：初能望文生义，死记硬背，可小成。进能变通运用，能说会道，有一得。终能深入浅出，知行合一，方大就。

我看后想了想，对照自己，还在初能望文生义这一层。啥也不说了，默默死记硬背吧。

芫花寒苦，能消胀蛊。

利水泻湿，止咳痰吐。

商陆苦寒，赤白各异。

赤者消风，白利水气。

牵牛苦寒，利水消肿。

蛊胀痃癖，散滞除壅。

芫花、商陆、牵牛子皆为峻下逐水药，皆有毒，均可泻下逐水，通利二便。

芫花相对商陆、牵牛子毒性较大，善于泻胸胁水饮，并能祛痰止咳，杀虫疗疮，还可治疗寒饮喘咳，头疮，白秃，顽癣等。

商陆归肺、脾、肾、大肠经，外用可消肿散结，治疗疮疡肿毒初起。

牵牛子可消痰涤饮，杀虫去积，用于治疗痰饮积聚，气逆喘咳，肠胃实热积滞，便秘腹胀，虫积腹痛。

余浩老师将二丑（牵牛子根据颜色不同分为黑丑和白丑）炒香研成细粉，拌红糖后给小孩吃，每次3克左右，3岁以下的小孩适当减量，3岁以上小孩适当加量，服用3小时左右会出现腹泻，只要将胃肠道的积食泻出来，小孩的病就会好。此法可治疗小儿积滞引起的反复发热。

海藻咸寒，消瘿散瘰。

除胀破癥，利水通闭。

海藻为藻类药植物，归肝、胃、肾经，具有消痰，软坚散结的功效。用于治疗瘿瘤，瘰疬，睾丸肿痛，为治疗瘿瘤瘰疬的要药，亦可用于治疗痰饮水肿，脚气浮肿等。

芫花、海藻不可与甘草同用，芫花、商陆、牵牛子孕妇禁用，牵牛子不宜与巴豆、巴豆霜同用。

患者，女，40岁，自诉去医院检查诊断为乳腺增生，医生开了一些中西药，效果不理想，现在人很焦虑。

乳腺增生与肝气郁结，肝脏疏泄失常有很大的关系。因《黄帝内经》讲：肝足厥阴之脉，起于大指丛毛之际……上腘内廉，循股阴，入毛中，环阴器，抵小腹，挟胃，属肝络胆，上贯膈，布胁肋……

乳房属足阳明胃经，乳头属足厥阴肝经，人在情绪失控发怒时肝气犯胃，会导致乳腺增生。

四逆散（柴胡8克，白芍10克，枳壳10克，炙甘草5克）加当归5克，炒白术10克，茯苓10克，薄荷（后下）5克，生麦芽50克，白芥子10克，路路通15克。煎药时另加生姜5片，大枣5枚。3剂。

柴胡疏肝解郁，使肝气条达；白芍养血敛阴；枳壳理气宽中，行滞消胀；当归养血和血；白术、茯苓健脾祛湿；薄荷透达肝经郁热；麦芽善入脾胃经，能健胃消食，疏肝解郁，具有开破性，可把体内的肝郁脾滞疏通开。

白芥子气锐，能达，可祛皮里膜外之痰浊；路路通善走，能通，可通脏腑表里之壅。

姜、枣、草调和中焦，益气补中，缓肝之急。

老师交代起居要有规律，遇事不要焦虑、生气。再好的药物也需要患者有觉悟性，能够意识到疾病产生的原因。

义诊后我们随老师回去，约十米的距离，老师说了一则小故事，大意是：学习需要靠自身的努力，否则老师在后面怎么推也无用。

我的方向是写《跟师日记》，金宝的方向是写《师说》，而婉婷则用画来阐述经典名言名句……我们都在这里找到了人生方向，这样才不会浪费自己的时间。

经过几天的移栽，农场里的红菜薹、不知名的青菜被移栽得差不多了，一些歪瓜裂枣似的菜秧被我和婉婷丢在了田埂上。

老师过来指着这些菜秧问："这些怎么处理？"

我说："不要了。"

老师则认为还可以继续种移，于是在香蕉地周围把收完玉米的玉米秆拔掉，把土翻好，种植不要的菜秧！

我又想到了那句话：不是万物没用，而是你不会用。会转没有逆境，会化没有恶缘，会用没有废物。人和物都如此，都可挖掘其优点与长处。

老师让我们说焦三仙（山楂、神曲、麦芽）的共同点与不同点。

我说："焦三仙的共同点为都可消食化积，不同之处在于山楂善消肉积，如老母鸡炖不烂时，丢进去几粒山楂一起炖，肉很容易就炖烂了。女性子宫肌瘤，在辨证方中加入山楂，起着非常重要的作用。另外，山楂还可以化浊降脂，用于治疗高脂血症、脂肪肝等疾病。

神曲善消面食之积，感冒后食积可用神曲。麦芽可消淀粉类食物的积滞，像食用芋头、红薯、土豆后不消化，可用麦芽。另外，麦芽还可以疏肝解郁，回乳消胀，产妇断奶后可用炒麦芽泡水喝，有预防乳腺增生之效。"

老师点点头，补充道："炒麦芽用于回乳可用到 30～50 克，量少作用较小，另外，服用金石贝壳类药物可加入 8～15 克神曲，促进消化吸收。

焦三仙常配伍使用，如果是肉积引起的食滞，山楂的用量要大；面食积滞，或感冒较重的，要重用神曲；淀粉类的食积，人易郁闷生气，麦芽可以多用。"

我们听后点点头。

同样功效的药物，一对比区别，就容易记住了。

弟子：师父，世上没有十全十美的人吗？

师父：尺有所短，寸有所长。物有所不足，智有所不明，数有所不逮，神有所不通。

努力发挥自己的长处，让其成为亮点。

12月2日
星期六
晴

28.
葶苈子、瞿麦、三棱、五灵脂

为我们录制视频的王老师给我们讲了一个小故事：把香蕉和钱放在猴子面前，猴子会选择香蕉，因为猴子不知道，钱可以买香蕉。

在现实中，如果把钱和健康放在人面前，人们往往会选择钱，因为太多人不知道，健康可以换来更多的钱和幸福！

结论：选择健康，拥有一切；失去健康，一切为零！

提到健康，《素问·上古天真论》有明确记载：上古之人，其知道者，法于阴阳，和于术数，食饮有节，起居有常，不妄作劳，故能形与神俱，而尽终其天年，度百岁乃去。

葶苈辛苦，利水消肿。

痰咳癥瘕，治喘肺痛。

葶苈子辛苦大寒，专泻肺中水饮而平喘止咳，兼利大便，主要用于治疗痰涎壅盛，喘咳痰多，不得平卧，二便不利之实证。

同时还可利水消肿，与大黄、防己相配，可治疗胸胁积液，大腹水肿，小便不利。

瞿麦苦寒，专治淋病。

且能堕胎，通经立应。

瞿麦属利水通淋药，苦能降泄，寒能清热，走下焦，尤能清利下焦湿热，以利尿通淋为主要作用，可治疗热淋、血淋、石淋，小便不通，淋沥涩痛。

另外，瞿麦还可活血通经，治疗瘀阻经闭，月经不调。

三棱味苦，利血消癖。

气滞作痛，虚者当忌。

三棱属破血消癥药，药性峻猛，走而不守，能破血行气，用于治疗癥瘕痞块，瘀血经闭，胸痹心痛。还可消积止痛，用于治疗食积气滞，脘腹胀痛，常与莪术配伍。三棱偏于破血祛瘀，莪术偏于破气消积。

三棱易耗气，动血，伤阴，故凡出血之证，阴血亏虚，气虚体弱者及孕妇禁用，不与芒硝、玄明粉同用。

五灵味甘，血滞腹痛。

止血用炒，行血用生。

五味子归肝经，具有活血止痛的效果，配蒲黄称为失笑散，用于治疗瘀血阻滞诸痛证，还可化瘀止血，用于治疗瘀滞出血证。妇女崩漏，月经过多，色紫多块，吐血，衄血，都可用五灵脂。

炒五灵脂止血效果好，而五灵脂生用，可行血。

患者，女，30岁，诉胃痛，头痛，颈椎也痛，睡不好，生气或焦虑后诸痛加重。

老师说："知道生气着急后疼痛会加重，那就不要生气着急呀！不要和自己较劲，解铃还须系铃人，自己的身体生病，还需要自己去调解。另外，胃痛应该注意五点：少点，慢点，软点，淡点，暖点。做到了这五点，胃痛就能好一半。"

四逆散（柴胡8克，白芍10克，枳壳10克，炙甘草10克）加葛根25克，丹参20克，川芎5克，炒白术10克，茯苓10克，党参10克。3剂。

炒白术、茯苓、党参、炙甘草，又称四君子。俗话说：门内有君子，小人进不来。四君子益气健脾，白术健脾燥湿，茯苓健脾渗湿，党参益气，炙甘草益气中和。

四逆散疏肝解郁，能让人心情好。

颈三药（葛根、丹参、川芎）让其睡眠好。

脾胃好，就吃得香，心情好，就睡得甜，身体正气容易恢复，所谓正气存内，邪不可干。

最关键的还是患者自身的觉悟，医生可以扶你一阵子，却无法扶你一辈子。

义诊后一位从揭阳市过来的中医爱好者，拿出黄芪、党参、人参请老师鉴定好坏。

老师看了看这三味药，没有过多说什么。

其实，明眼人一看，就能分辨出药物的好坏。倒是这根人参，效果或许还不如现在商场里的萝卜。

据这位爱好者自述，他吃了将近一年的人参，没啥效果。倒是自行服用五指毛桃、牛大力、巴戟天等当地草药后，补足了气血，人也瘦了将近二十斤。

在他给自己用药调理身体的同时，用淮山药煲粥，竟治好了自己的胃病。

三句不离《易经》的卦象。当然，他是对《易经》的卦有研究，否则也不会痴迷如此，任何事物都用卦象来解释。如果我们学习中医的决心能有他这么痴迷，肯定会有所成就。

当得知上午有名医从揭阳市过来五经富拜访时，老师也很高兴，来得早不如来得巧。一位尊崇中医养生的人，不会错过任何与名医交流的机会。

九点左右老师给我发了信息，我手机按惯例不吵不闹，当我十点"爬完格子"拿起手机看到信息，立马向农场狂奔。

农场里老师正和一群人铲土、锄土，习劳是最珍贵的修行。每一位来这里拜访老师的朋友，老师都会带他们来农场体验习劳带给身体的好处。

冬日十点钟的太阳暖洋洋的，普照着每一个人，很舒服，这是大自然恩赐的天然疗法——天灸（晒太阳）。

朱老师是揭阳市有名的中医外科医生，擅长治疗疮痈肿毒，研制膏药。我们给患者用的消积茶、止痛膏都出自于他，还自制了多种丸、散剂。

朱老师认为，辨证对疾病的治疗很重要，方药不拘于经方、时方，也会用到民间偏方、秘方。

在我看来，中医治病建立在辨证准确的基础上，医圣张仲景的治病原则为：观其脉证，知犯何逆，随证治之。

可是，当有足够的临床经验之后，则会站在调阴阳、调气血的高度上，来治病或对证用药。

这仅是我目前对中医治病的想法与看法。

来自揭阳市的那位中医爱好者告诉我们，单味沉香研粉服用可治疗肝癌，这种方法还有待考证，或许还有其他的辅助治疗。

随后，我们又到了刘屋桥上晨课处，朱老师感慨这里的山水风景，说等儿子毕业后，接了他的班，他就来五经富为民众研制膏药、消积茶。

山不在高，有仙则灵。

水不在深，有龙则灵。

五经富镇除了本身具有灵性的气场，还因有各种不同的人物前来拜访而显得与众不同。

农场里，我们在种包菜，并把地垄里较大的莴笋秧进行移栽。

婉婷在不知情的情况下拔了两个隔壁田里的萝卜，正好被种植萝卜的阿姨看见。阿姨有些不悦，因为萝卜被偷过好几次。拔萝卜事小，但没经过允许，阿姨不悦是可以理解的。

可婉婷并不知道这片萝卜地不是我们自己种的，反过来说，婉婷一直觉得这片萝卜地是我们自己种的萝卜。

老师检讨自己，向阿姨道歉，因为婉婷是他的学生，他有责任。我们也检讨自己，我们应该告诉每一位新来的学生，哪些地是自己种植的蔬菜。

现在这年代，谁愿意为偷两个萝卜而背负骂名或被怀疑人品呢？吃一堑长一智，下次注意就好。

晚上我们去龙尾义讲义诊。

黄部长驱车接我们，一路上黄部长都在称赞老师的义讲、义诊活动，同时他希望老师在讲课时穿插《弟子规》之类的知识，讲讲王善人的慈道、孝道、朋友道、妇德女道……

今晚讲的是小儿厌食积食论。

一餐吃伤，十日喝汤。孩子厌食积食除了先天脾胃弱之外，多是由于家人对孩子过于溺爱，怕饿着、冻着，总被孩子牵着鼻子走。孩子不吃饭，要吃零食，就把零食当饭给孩子吃。

零食吃多后堵在肠胃，时间久了，孩子便厌食，这时大山楂丸、焦三仙、保和丸等就派上了用场。

明智的父母会让孩子"七分饱，三分寒"，吃好一日三餐，一生才能够平平安安。

弟子：师父，我们每周普及中医知识，可真正能学以致用的有多少呢？

师父：圣人不治已病治未病，不治已乱治未乱。不要去管有多少人学以致用，哪怕只有一个人学以致用了，中医普及的工作我们就没有白做！

29.
干漆、蒲黄、苏木、桃仁

远山如画，清晨的远山在朝霞的衬托下，总是令人神往。

干漆辛温，通经破瘕。

追积杀虫，效如奔马。

干漆可治疗妇女闭经、癥瘕，还可治疗虫积腹痛，效果显著。

蒲黄味甘，逐瘀止崩。

止血须炒，破血用生。

蒲黄属化瘀止血药，具有止血的功效，用于治疗吐血，衄血，咯血，崩漏，外伤出血，并能化瘀。与五灵脂配伍，治疗血滞经闭痛经，胸腹刺痛，跌仆肿痛。

无论是属寒属热的出血证，还是有无瘀滞的出血证，蒲黄都可适用，此外还有利尿通淋的功效。

其炒后性偏温，能收敛止血；生用偏凉，性滑，能化瘀止血利尿。

苏木甘咸，能行积血。

产后血经，兼医仆跌。

苏木归心、肝、脾经，具有活血化瘀等功效，用于治疗跌打损伤骨折，瘀滞肿痛；还可消肿止痛，治疗血滞经闭痛经，产后瘀阻，痛疽肿痛。

苏木少用活血，多用破血。

桃仁甘平，能润大肠。

通经破瘀，血瘕堪尝。

桃仁属活血调经药，能活血祛瘀，与红花、当归配伍，治疗瘀血阻滞之经闭、痛经。

与炮姜、川芎配伍，治疗产后腹痛。

与桂枝、牡丹皮配伍，治疗癥瘕痞块，跌仆损伤。

与红藤、败酱草配伍，治疗肠痈。

与鱼腥草、金荞麦配伍，治疗肺痈。

凡仁皆润，可润肠通便，治疗肠燥便秘，还可止咳平喘，治疗咳嗽气喘。

患者，女，60岁，自诉常年胃痛，一直服用西药，现看见药就想吐，问有没有不用吃药就可以治疗胃病的方法。

老师便问："吃冷东西时加重，还是吃热食物加重？"

患者细细想了下说："冷的。我只要一喝凉水，胃中就难受，吃些姜、辣椒什么的，胃会舒服些。"

老师问："认识姥叶吗？用那个嫩苗拌粥喝，或者煲汤吃、炒饭吃都可以。"

患者似乎有些兴奋，说："那个可以治疗我的胃病？我家房前屋后有好多。"

还真是巧了，识草之人，草是药、是宝；不识得之人，草就是草。

老师怕她误识，仔细描述了姥叶的形态：叶子稍有些大，气味芳香……

还没等老师说完，她就说："错不了，错不了，我对它很熟，只是不知道它可以治疗我的胃病。"

老师还是给她补充了养胃五点：软点，慢点，少点，淡点，暖点。

《药性赋》曰：欲温中以荜茇。荜茇入胃与大肠经，可温中散寒，下气止痛，就像一团火把肠胃中的湿冷温化开，使气血得温热则行，经脉温阳火得通。

上午我们还要去鹤坿村义诊，由于昨天老师和我们说是九点四十分在君悦宾馆等车，今天义诊后老师特地重复了一遍，并要提前十分钟到君悦，也就是说九点三十分出发，对于我这种踩点的人来说，又迟到了。

而我想说的是，很多时候，我们做事情会被一种先入为主的想法主导，我只记住在九点四十分之前要到君悦，却未记住早上老师说的要九点三十分到君悦。

初次接触中医是在理疗科，我看到医生用毫针为患者解决痛苦，缓解疼痛。

慢慢地了解了针灸，知道了针灸的局限性，而在这期间，我看了《小郎中学医记》，书中详细介绍了很多种中药，让我对中药产生了浓厚的兴趣。

"先入为主"的思想，原来也可由时间的推移而产生变数。

那么命运呢？一切皆有定数，按着轨迹的发展就可推测出结果。可是，由于外在因素的影响，在结果出现之前，一切都可能改变。有意思！

我们随老师去到鹤圩村公馆，公馆是村民们集资建的，为了方便村民们办活动，而请老师义诊是公馆落成后的第一次公益活动。

我们随义诊发起人参观了公馆，一共三层楼，里面很宽敞。不足之处是，只有单边楼梯，并且还很狭窄，最多只能容三个中等身材的人并排走。

参加义诊的都是老人家，多是颈肩腰腿痛。老师的治疗思路仍是调气机升降，交代他们晚上用生姜、艾叶、川椒煮水泡脚。

俗话说：富人吃药，穷人泡脚。可是这年头，谁还愿意承认自己是穷人？不管是富人还是穷人，泡脚都可以养生保健，延年益寿。

一分耕耘一分收获，我们种下的菜生机勃勃地长着。

老师表扬了婉婷，说她画的画很不错，要继续。我们都觉得婉婷的悟性很高，她不是中医专业的，能画成这水平，很不错！

不管什么事，只要努力去做，成功只是时间的问题，与学历无关，与起点无关。像农夫一样耕耘着自己喜爱的事业，珍惜着每一份土地，播撒着快乐，收获着努力所得的果实！

弟子：师父，付出就有收获吗？或者说，付出就必须要有收获吗？

师父：一分耕耘一分收获，十分耕耘十分收获。付出了就不要太在意结果，顺其自然就好。

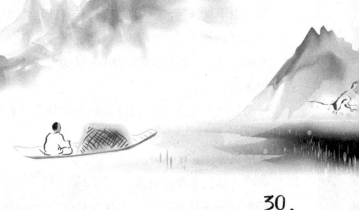

12 月 4 日

星期一

晴

30.
郁金、莪术、姜黄、金银花

古今之成大事业、大学问者，必经过三种人生境界。

第一境：昨夜西风凋碧树，独上高楼，望尽天涯路。

第二境：衣带渐宽终不悔，为伊消得人憔悴。

第三境：众里寻他千百度，蓦然回首，那人却在灯火阑珊处。

我看完这段话后默默地低下了头，惭愧呀！都还未入境呢！

郁金味苦，破血行气。

血淋溺血，郁结能舒。

郁金能活血行气止痛，归肝、胆、心、肺经，常用于气滞血瘀痛证，具有活血止痛，行气解郁的功效。治疗胸胁刺痛，胸痹心痛，月经不调，经闭痛经，乳房胀痛。

郁金由于其味苦，气滞血瘀，有热者用之效果良。

郁金还能清心凉血，与石菖蒲、栀子配伍，治疗热病神晕，癫痫发狂，以及妇女倒经等肝郁化火，火气上逆，迫血妄行的出血证。

郁金还可利胆退黄，治疗湿热黄疸尿赤，肝胆结石，胆胀胁痛。

莪术温苦，善破疢癖。

止痛消瘀，通经最宜。

莪术常与三棱相配伍，具有破血行气，消积止痛的功效，用于治疗气滞血瘀所致的瘀血经闭，胸痹心痛，癥瘕痞块，以及跌打损伤，瘀滞肿痛，食积气滞，脘腹胀痛。

三棱破血祛瘀，莪术破气消积。

姜黄味辛，消痈破血。

心腹结痛，下气最捷。

姜黄与郁金均为姜科植物，均可活血行气止痛。不同之处在于郁金以气滞血瘀有热者用之为良；姜黄味辛，以寒凝气滞血瘀者用之为佳，并且能够祛除关节经络之风寒湿邪，通行气血而通经止痛，常用于治疗风湿肩臂疼痛。

金银花甘，疗痈无对。

未成则散，已成则溃。

金银花能清热解毒，疏散风寒，为治疗阳性疮疡的要药，如疮痈、疔疖、丹毒、喉痹、热毒下痢等。与连翘配伍可疏散风热，清泻里热，用于治疗风热感冒，温病发热。

金银花以生品为佳，热毒血痢者多炒炭，露剂多用于暑热烦渴。其虽好，但脾胃虚寒及气虚疮疡脓清者禁用。

金银花的藤称为忍冬藤，功效与金银花相似，但清热解毒之力稍逊。由于其为藤类药，具有通络止痛的功效，多用于风湿热痹等证。

前人栽树，后人遮阴。每学一味草药都要心怀感恩。

神农尝百草，而著有巨作《神农本草经》。李时珍翻山越岭，跋山涉水，为我们后人留有《本草纲目》。人生百病，大自然赐予我们百药。

前人为我们总结了百草的功效，当我们使用百草医百病时，要心怀敬畏，敬畏前人，敬畏百草！

患者，男，40岁，自诉经常肚子胀，头晕欲吐，精神疲倦。

老师未给他把脉便说："你是不是经常熬夜通宵，经常喝酒？"

患者竖起了大拇指，然后指着诊台上的书说："这些书我全买了。"

老师说："你不是学医的，买回去也没用。"

患者说："我曾经的梦想是成为一名医生，但事与愿违，阴差阳错地进入政府部门上班，天天都有推不完的应酬，人在江湖身不由己呀。"

老师说："哪有什么人在江湖身不由己，只不过是你欲望在作怪而已。"

患者低下了头说："确实，想要的太多了。"

老师说："人生要学会做减法。"

四逆散（柴胡10克，白芍10克，枳壳10克，炙甘草5克），加香砂六君子（木香5克，砂仁10克，陈皮5克，半夏10克，党参10克，白术10克，茯苓10克）。3剂。

四逆散助肝疏泄；香砂六君子益气健脾，行气化痰。

经常熬夜、应酬多的人，食物残渣不能及时排出体外，时间久后会随着血液循环，把浊气带到周身，因此人易疲倦。

当然，这与没有足够的睡眠有很大的关系。

浊阴上冲，扰乱清明之府（大脑），头脑被大肠湿毒所侵袭，人体启动自我保护机制，导致头晕欲吐。食物残渣不能及时排出，导致肚子胀。

香砂六君子中木香行三焦之滞气，砂仁通脾肾之元气，陈皮利肺金之逆气，半夏疏脾土之湿气，并除痰饮。

四君子为气分之总方，可益气补中，健脾益胃，平时家中可常备中成药香砂六君子丸。

患者拿着老师开的处方笑了笑，仍然买了老师出版的新书《醉花窗》《针客》《岭南药王》《伤精病象图》《四君子》，还把老师最畅销的《万病之源》也买了回去。

常读书，并按书中所学改正自己的坏习惯，才算是真正的读者。

上午，我们来到农场。

老师说要看看我们种的淮山药长得怎么样了，于是铲锄一起上，边铲边刨，两个中指大的淮山药就出现在了老师手里。

老师哈哈笑着说："这淮山药种成这样，挖完整片淮山药都挖不到一蛇皮袋呀。"

我们听后都愣了一下，当然不可能，于是继续刨。不一会儿，一根粗壮的淮山药映入我们的眼帘，我们都惊呼起来，这么大不好挖呀。

老师继续铲周边的土，我继续用锄头小心翼翼地刨淮山药周围的土，我们都用挖人参的心挖淮山药，一根、两根……

两棵淮山药藤下挖出了六根大小不等的淮山药，有灰皮的，还有紫皮的。

丰收总是会让人喜悦，不管是淮山药，还是地瓜、玉米、青菜。而如画的田园风景，是大自然对我们心灵成长最大的慷慨。

回家的路上，我们在路边发现一棵被风吹倒的木瓜树，木瓜大小不一的散落在地上。我和金宝什么也没想，就把木瓜捡起来带了回去。

到家后我看着那些木瓜，突然有些坐不住了，就立马给师父发消息：我和金宝捡回来的木瓜算不算偷，如果不算，木瓜树毕竟有主人，未经允许就捡了回来；如果算，比起被来往的车子轧坏，我们捡回来算是物尽其用，您怎么看？

师父回复：三心未了水难消。三心未了，放或不放都不对；五观若存金易化，食存五观，吃或不吃都错。

那到底是放还是不放？吃还是不吃？与金宝合计了一下，不吃了，放回原处。

事后两天，我跟芳姐提起此事，芳姐说："偷是以占有他人财物为目的实行的一系列不可告人的行为。而你和金宝捡木瓜显然不是，因为你们不是以占有他人财物为目的，并没有为占有而策划一系列行为……"

谈到最后，不再是这件事情的对与错，而是动机与发心的问题，起心动态就是人心不断地揣测、计较、衡量，那么不纠结才怪。

记得前段时间芳姐在的时候，我们就谈道：一件事情本身并无对错，我们站的角度不一样，便会产生不一样的想法与

小郎中跟师日记③

做法，就像盲人摸象，而我们能做的就是尽可能全面地看待问题，再加以剖析。

这两天，总是会提到"一切唯心造"这句话。当真正有事情历练自己的时候，却发现自己处理得仍不够圆满，甚至可以说还没有学会怎样去处理。

理论懂，实践却不易……

农场里，金宝正组织从广州过来的朋友给蔬菜浇水，我和老师趁天气晴朗沤草木灰。

老师先用树枝搭了个架子，然后把杂草放在树枝上，等火大后，把草皮丢向火里，由于火大下面空气对流，尽管草皮带着泥土，丢进火里也能熊熊燃烧。

当我们的脾胃有足够的空间容纳食物，同时肾阳火旺，那么吃下去的食物菜易被腐熟消化。反之，当脾胃已经堵住了，火又起不来，食物积在脾胃只能发臭。就像草太实，火太小，不断地冒烟……

从广州过来的朋友，不断地往返提水、浇菜，新人干活总是使十分力，对农田里的一切都充满好奇与新鲜。

我洗完衣服后发现金宝给我发了微信，说是钥匙不见了，现正在门外淡定地学习《药性歌括四百味》。

虽有锤子，但是太小了，不足以打开锁，于是我和阿贤过去帮忙撬锁。

想起小时候，我也会因不小心丢了钥匙进不了家门，坐在家门口都睡着了。父母干完农活，叫醒睡得迷迷糊糊的我。再大一点后，知道物归原处，也知道别人的东西不能要，自己的东西保护好！

事情的发生总能勾起我们心底的回忆，原以为过去的就

小郎中跟师日记③

永远淡忘了，实际却仍存在我们体内的每一个细胞中，不管是恐惧的事情，还是让人感动的瞬间。

触来莫与竟，事去心清凉。只有真正经历一些事情，生命才会成长。只有不断修行，才能达到此境界。

前两天我看到这样一句话：处于不同环境或处于人生不同时期，都会产生不同的自我。时间一点点流逝，生命也在一点点地成长，愿此生不留遗憾，如果有，也希望能够少点，再少点……

弟子：师父，我们要时时观照自己。

师父：菩提本无树，明镜亦非台。本来无一物，何处惹尘埃。

我还做不到……

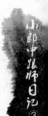

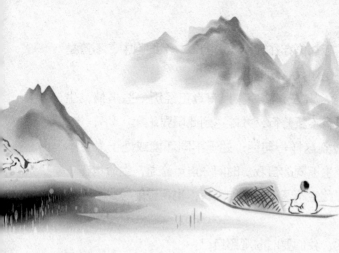

31.

漏芦、蒺藜、白及、蛇床子

　　一位优秀的中医人必须具备犀利的眼光。这里的眼光不是指可以杀人的眼神，也不是鼠目寸光，而是远见与境界，以及宽广的胸怀。

　　俗话说，宰相肚里能撑船。在任何时候都能宽恕他人，在受到屈辱污蔑的时候，仍然能不嗔不怒，这才是实力与技能。

　　眼光和胸怀够厚实了，实力与技能才不会摇摇欲坠。就像建房子，基础建牢固了，高楼才能耸立。

漏芦性寒，祛恶疮毒。

补血排脓，生肌长肉。

漏芦归胃经，功可清热解毒，消散痈肿，用于治疗乳痈肿痛，痈疽发背，瘰疬疮毒；还可通经下乳，舒筋通脉，用于产后乳汁不通，湿痹筋挛。

蒺藜味苦，疗疮瘙痒。

白癜头疮，翳除目朗。

蒺藜归肝经，能疏肝解郁，活血祛风，止痒，可治疗风疹瘙痒，白癜风，也可用于风热上攻导致的目赤肿痛，多泪，翳膜遮睛。

蒺藜能平肝阳，可治疗肝阳上亢的头痛眩晕，乳闭胀痛，烦躁易怒。

白及味苦，功专收敛。

肿毒疮疡，外科最善。

白及归肺、胃经，为收敛止血之要药，用于治疗多种出血而无瘀滞之证，如咯血、吐血等。外用可治疗疮疡肿毒，皮肤皲裂，烧烫伤。

蛇床辛苦，下气温中。

恶疮疥癞，逐瘀祛风。

蛇床子归肾经，有小毒，可燥湿祛风，用于治疗寒湿带下，湿痹腰痛；还可杀虫止痒，多煎汤熏洗或研末调敷，治疗阴痒，疥癣，湿疹等。妇科常用的洁尔阴洗液里面就含有蛇床子。

蛇床子还具有温肾壮阳之效，用于肾虚阳痿，宫冷不孕。值得注意的是，阴虚火旺或下焦有湿热者不宜内服。

从广州过来的朋友也早早地过来与我们一同上晨课。

来看病的多是一些心烦睡不好，颈肩腰腿痛的患者。还有一位体型肥胖、尿酸偏高的痛风患者。

老师建议患者减肥，同时在辨证方中加入痛风四药（土茯

147

苓、炒薏苡仁、川牛膝、威灵仙)，剂量也相对于常规剂量要大一些。饮食仍是少荤多素，坚持锻炼身体，要记住预防大于治疗。

下午我来到农场，天气比较阴冷，毕竟大雪节气即将来临，现在给蔬菜浇水的重担落到了婉婷肩上。

我和金宝随老师割草，站在田埂上看着目光所及之处都是杂草，感叹其生命力的顽强，没有花香，没有树高，默默无闻的小草，遍及每一寸土地。

这也是大自然的恩赐，大自然对待地球上的任何一种物种都是公平的，其用宽广的胸襟，容纳每一种微生物。

今天农场里添置了新镰刀和新耙。镰刀锋利，割起草来也省劲儿了很多。

我说："老师这块地不知道是谁的，我们也要割吗？"

老师说："等我们把草割完之后，就知道是谁家的了。"

好吧，不是因为割草而割草，而是我们自身的需要。

龙山寺的师父从揭阳市参加完二十公里的长跑回来，过来找老师说是牙痛。老师说我们有治疗牙痛的药酒，晚点给他送过去。

老姜先生也过来找老师，告诉我们二村公馆有从北京过来的法师布道，可以过去听听。

老师说到时再看。

我对这种活动充满好奇，想着明天可以去看看，感受感受。

从农场回去时路过刘屋桥，看到村民晒的大菜、萝卜未收，不知道他们是忘了，还是故意让其接受大自然的雨露。

老师说，菜不收，被雨露打湿后会膨胀，再经过太阳的暴晒，口感会不太好。

草药也是一样，如果反复经受雨露和暴晒，药效就会有所降低，特别是一些花类药物，需要阴干，被晒后药效或许就只有三四成，中草药对炮制加工有很高的要求。

这也是古人用药治病与今人用药治病的疗效存在差别的原因。

我们学中医要像制地黄一样，需要经过九蒸九晒，甚至更多的磨炼，才能发挥应有的疗效。

弟子：师父，快速发展的社会也让药物不如以前地道了。

师父：天下熙熙，皆为利来，天下攘攘，皆为利往。熙熙攘攘为名利，何不开开心心地过好每一天。

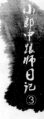

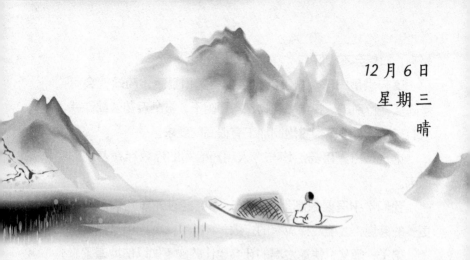

32.
天麻、全蝎、白附子、蝉蜕

文化不是指高学历、高教养，现在学历高的人多得数不清，随便从街上拉个人，拿出的文凭、结业证书都可以把人砸得晕头转向。这也导致现代人一提到专家就会想到"砖家"，让人反感。

真正有文化的人是什么样？我很喜欢梁晓声对文化的评述：根植于内心的修养，无须提醒的自觉，以约束为前提的自由，为别人着想的善良。

天麻味甘，能祛头眩。

小儿惊痫，拘挛瘫痪。

全蝎味辛，祛风痰毒。

口眼㖞斜，风痛发搐。

150

天麻与全蝎同归于肝经，都具有息风止痉，通络止痛的功效，用于治疗肝风内动等。

　　天麻甘平，作用平和，为治内风之圣药，与全蝎、钩藤配伍能息风止痉，用于治疗小儿惊风，癫痫，抽搐，破伤风等病证。

　　而全蝎还可用于中风口㖞半身不遂的治疗。

　　天麻为止眩晕头痛之良药，可平抑肝阳，与钩藤、牛膝配伍，可治疗肝阳上亢之头痛眩晕，痰多胸闷，血虚肝旺之眩晕头痛。另外还有祛风通络的作用，用于治疗手足不遂，肢体麻木，风湿痹痛，关节屈伸不利者。

　　全蝎具有攻毒散结的功效，可用于治疗蛇咬伤，疮疡，瘰疬；还可通络止痛，用于治疗风湿顽痹，筋脉拘挛，甚至关节变形，顽固性偏正头痛。

　　由于全蝎属血肉有情之物，能不用则尽量不用。另外，其有毒，用量不宜过大。因其走窜性强，孕妇禁用，恐堕胎。

　　白附辛温，治面百病。

　　血痹风疮，中风痰症。

　　白附有毒，归肝、胃经，可燥湿祛风痰，止痛定惊搐，用于治疗痰厥头痛，偏正头痛，中风痰壅，口眼㖞斜，语言謇涩，惊风抽搐等。

　　白附能引药上行头目，治疗头面部诸疾，具有解毒散结的功效，治疗瘰疬痰核，蛇咬毒伤。

　　煎服宜炮制后用，外用可生品捣乱、熬膏或研末，以酒调敷患处。

　　蝉蜕甘寒，消风定惊。

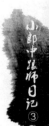

杀疳除热，退翳侵睛。

此药很不简单，归肺、肝经，临床常用于疏散肺经风热而利咽开音，用于治疗风热感冒，温病初起。还可透疹止痒，凉肝息风解痉，常用于风热上攻，或肝火上炎导致的目赤肿痛，翳膜遮睛，惊风抽搐等证。

蝉蜕还可镇静安神，常用于治疗小儿夜啼不安。

患者，女，20岁，自诉颈椎疼痛，刷牙时牙龈经常出血。

老师把完脉后，指着她爱不释手的手机说："这个是罪魁祸首，你什么时候离开它，病就可以好一半。另外，煎炸烧烤，辛辣火热之物，能不吃就尽量别吃！

你看农村烧柴火的灶里，不断地丢干柴进去，熊熊烈火不断地往上冒出来。

你现在还只是牙龈出血，严重的会造成鼻出血，口臭，大便秘结，痘痘……

手机不离手会使你的眼目干涩，时间久了会让你脑供血不足，头晕失眠。这不是危言耸听，而是看多了就可预知疾病的病情变化。"

患者点点头说："我现在大便就不怎么好，眼睛盯着屏幕时间久后会视物模糊不清。"

亡羊补牢，为时不晚。

四逆散（柴胡5克，白芍10克，枳壳10克，炙甘草5克）加葛根25克，丹参20克，川芎5克，竹茹20克。3剂。

《素问·至真要大论》曰："诸逆冲上，皆属于火。"

牙龈为胃经所过之处，食用辛辣煎炸之物会加重牙龈出血。因胃部有火，火曰炎上，火上犯到牙龈，身体通过出血自救，排泄余火。

为什么只在刷牙的时候出血？

一是早上 7—9 时为胃经当令，另一个是质硬的牙刷刺激柔软的牙龈，易使毛细血管损伤而出血。

竹茹归胃经，味甘，性寒凉，能凉血止血，治疗实火血热出血，还可用于治疗胃热引起的妊娠呕吐，血热尿血，血逆崩漏。

字写到一半，想到龙江公馆有法会，于是放下笔前往龙江公馆。里面布置得很庄重，挂着观世音菩萨、如来佛的画像。

台上有一位女老师正在讲怎样断烦恼。

记得老师曾说过，烦恼取于爱憎，爱憎取于分别，有分别心就乱，心乱就会烦恼。因此，我们要修正自己的坏习惯，并能够接受别人对自己的忠告。

又讲到吃素问题，听完后我想我不是个素食主义者，吃鱼吃肉。我不会因为想吃而去市场上买鱼买肉，甚至站在鱼肉面前也可以头也不回地走开，但如果家人准备好了鱼肉，我会吃，去到朋友家吃饭，我也会吃荤菜。我不会要求家人吃素，也不会劝周边的人吃素，我觉得每个人都有自己的选择权，彼此尊重就好。

我来到农场割草，与老师谈到了吃素的问题，老师说随缘，原以为老师也会赞同吃素这一做法呢。

是呀，一切随缘，对自己可以有所要求，但不要对别人有所要求，尊重对方的想法与做法，不强行干涉。

吃素仍需心怀感恩，因为动物有生命，有血有肉，植物何尝没有生命，它的杆是肉，流出来的汁液是血，牺牲自己成全了我们人类。

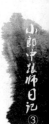

因此，珍惜每一粒米，每一片蔬菜。

弟子：师父，吃伤的后果貌似很严重。

师父：饮食自倍，肠胃乃伤。

俗话说：一日吃伤，十日喝汤。嘴巴享受，肠胃难受，好自为之吧。

12月7日
星期四
晴

33.
僵蚕、蜈蚣、木鳖子、蜂房

人生苦吗？

看你怎么看，人生还有酸甘辛咸呢，哪有那么苦。

改变苦吗？

肯定的。改变就是一个痛苦的过程，就像毛毛虫破茧而出成为蝴蝶，就像雄鹰重生之后可以再活六十年，享受自由自在的天空。

改变是一时痛苦，不改变的话要苦一辈子，心里的小算盘一敲，取舍就会明了。而有使命感的改变，可以让人在苦中寻乐。

僵蚕味咸，诸风惊痫。

湿痰喉痹，疮毒瘢痕。

蜈蚣味辛，蛇虺恶毒。

镇惊止痉，堕胎逐瘀。

僵蚕、蜈蚣，与昨天讲的天麻、全蝎，属于同种类型的药物，功效也有相同之处，多归于肝经，可平肝息风，止痉挛抽搐。

僵蚕可息风止痛，用于治疗肝风夹痰，惊痫抽搐，小儿急惊风，破伤风。急慢惊风，中风口眼㖞斜，风疹瘙痒，目赤咽痛，风热上攻所导致的头痛也都适用。

同时僵蚕还具有化痰软坚散结的作用，用于治疗瘰疬痰核、疔腮等。

蜈蚣有毒，用量不宜过大，孕妇禁用。

其性走窜通达，与全蝎的功效相似，具有息风镇痉，通络止痛，攻毒散结的作用，可治疗肝风内动，小儿惊风，中风口㖞，半身不遂，破伤风，顽固性偏头痛，疮疡肿毒，瘰疬痰核，蛇虫咬伤等。

注意，有血有肉的动物药能少用就尽量少用，尽量用植物草木类药物代替。

《大医精诚》记载："自古名贤治病，多用生命以济危急，虽曰贱畜贵人，至于爱命，人畜一也。损彼益己，物情同患。"又说："夫杀生求生，去生更远。"

木鳖甘寒，能追疮毒。

乳痈腰疼，消肿最速。

木鳖有小毒，入肝、脾、胃经，能消肿散结，可治疗痔疮，瘰疬，无名肿毒，肛门肿痛，还可治疗一切寒湿郁热而导致的腰通，风湿痹证，经脉拘挛。

木鳖去壳，独蒜半钱，雄黄半钱，制成木鳖膏，入醋少许，蜡纸贴患处，用于治疗瘑癣（《世医得效方》木鳖膏）。

蜂房咸苦，惊痫瘛疭。

牙疼肿毒，瘰疬乳痈。

蜂房归胃经，具有攻毒杀虫的功效，用于治疗疮疡肿毒，乳痈瘰疬，癌肿。还能够祛风止痛，治疗皮肤顽癣，鹅掌风，牙痛，风湿痹痛，可研末油调敷患处，或煎水漱口，或煎水熏洗患处。

蜂蜡可解毒止痛，敛疮生肌，用于治疗溃疡不敛，外伤破溃，烧烫伤。

患者，女，60岁，自诉夜间手脚抽筋，特别是天气转凉后抽得更严重，更频繁，牙齿也痛。

老师把脉说："天冷抽筋严重，要注意保暖，睡觉前可用艾叶、川椒泡脚。

人老腿先衰，体内的气血不易到达四肢，容易引起麻木或抽筋。春夏季节树木柔软，婀娜多姿，到了秋冬天树木就容易脆断。人老也要多晒太阳，多活动肢体。"

四逆散（柴胡5克，白芍30克，枳壳10克，炙甘草10克）加淫羊藿30克，小伸筋草15克，炒薏苡仁20克，川牛膝10克，蜂房10克。3剂。

芍药甘草汤（白芍、炙甘草）调和肝脾，缓急止痛，可以治疗伤寒伤阴，经脉失濡，腿脚部挛急，肝脾不和，脘痛等。特别适用于生气、着急、紧张引起的筋脉拘挛疼痛。

淫羊藿、小伸筋草、薏苡仁，又称抽筋三药，通治各种原因引起的抽筋。

淫羊藿可补肾阳，强筋骨，祛风湿，治疗风寒湿痹，四肢麻木拘挛。

小伸筋草祛风除湿，用于风寒湿痹，关节酸痛，屈伸不利。

薏苡仁可渗水利湿除痹。

蜂房可疗牙痛，风湿痹痛。

川牛膝可引药下行，治疗下半身的病证，还可活血祛瘀通经。

潮汕新梅园素食馆的林总和朋友们驱车来到农场。林总为人处事低调，平易近人，我们之前还去过林总的素食馆普及养生保健方面的知识。

老师先安排他们割草，让其微微汗出，享受劳动带给身体的乐趣。

我随老师铲草皮，草割了之后还有根，铲草就是连根铲除烧掉。

离离原上草，一岁一枯荣。

野火烧不尽，春风吹又生。

这里的草一年四季都是青的，我们不用火来烧，而是先割再铲最后烧。

我用锄头先撕开一道口子，老师用铲削（老师的铲可当刀使，可当锄头使，还可当扁担用）。随后我用锄头拉紧，老师就用他手中的铲宰除草根。两人配合，事半功倍，有如破竹之势，方法对了，架势对了，干活也不会累。

看着被我们铲出的田地，老师说："功劳在你，我只出了一点力。"

我呵呵笑道："您说的这一点点力，相当于给补中益气汤内加入枳壳，有如虎添翼之效，画龙点睛之功。"

补中益气汤可治疗中气不足引起的各种脏腑下陷，方中枳壳起到了欲升先降之功。

患者，男，在政府部门工作，口中反反复复溃疡，大者如黄豆粒，痛苦不堪，还有前列腺炎症状。

老师首先告诉他勿熬夜，熬夜伤肝肾之精，水克不住火，导致虚火上冒，通过口腔排泄虚热。

老师让他每天坚持喝豆浆，补充体内维生素，饭前服用理中丸，饭后按说明书的剂量减半服用黄连片。

前列腺炎症状，老师让其用盐水送服金匮肾气丸，上午下午各一次，晚上勿服，睡前服用可让夜尿更加频繁。

患者用过上次的处方后，胸胁部胀痛消失，小腹部仍有隐痛。老师在其处方上加大小茴香各 20 克，如果没有明显变化，小茴香的剂量可加大到 30 克……

夕阳西下，老师在送林总及其朋友返回途中，嘱患有前列腺的朋友每天坚持练习剪刀脚，以拉开会阴部的经络肌肉。

平常的身体锻炼必不可少。拥有健康的体魄，才能有健康的思维，才能更好地学习与生活。用看手机的时间来练习"米"字操，背后七颠百病消，剪刀脚对身体百益而无一害。

夜幕降临，我们一行人经过刘屋桥和垃圾场时，发现一个被人抛弃的长木质沙发。老师和金宝把沙发抬了出来，让我调转自行车方向，把沙发放在车座上，运送到农场。

看着将近两米长的笨重的木质沙发，否认、怀疑、不可能占据了我的大脑。在我看来，通往农场的那条小路都不够两米宽，并且两边是长满杂草的竹林、河道、荒废的田地。

容不得我质疑，沙发横放在车座上，换老师推车。我、金宝、阿贤三人并排扶着沙发前行。婉婷用手机电筒帮我们照亮前方的道路。

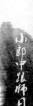

当老师推车走的那一刻，我心定住了，知道这个笨重的沙发，将会被成功地送到农场。这种定源于对老师的信心，源于对金宝和阿贤的信心，源于对大家的信心。

天黑路窄，金宝在过程中不小心滑倒，仍然满不在乎地爬起来，继续前进。

看似不可能成功的事情，当老师领着我们去做的时候，一切皆变成了可能。

农场到了，我们都喘着气，留着汗，但心生欢喜。我高兴地说："不可思议，太不可思议了。"

随着老师从无路可走到走出路来，看似无法办到的事情我们办到了。在外人眼中不可理解的事情（义诊、义讲），我们随老师默默地前行着……

别问我们要一个别人废弃的沙发有什么作用，运送沙发的过程是最好的答复，或许还有更大的用途，等着沙发去发挥。

弟子：师父，如何辨别中药的阴阳？

师父：辛甘发散为阳，酸苦涌泄为阴，咸味涌泄为阴，淡味渗泄为阳。阴阳之道，存在于万物之中。

34.
白花蛇、蛇蜕、槐花、牛蒡子

清晨的龙江河水面，升起了袅娜的薄薄水气。

春夏养阳，秋冬养阴，河里的水真是冬暖夏凉。

还未走到龙江亭上早课的地方，就听到金宝在叫我，原来我们上早课的诊台被人搬到了路中央，砌成了灶烤竹筒饭、红薯。还真是难为这些人了，竹筒饭未熟，红薯皮是焦黑的，里面还是硬邦邦的，木炭倒是留在路中央不少。

诊台的重搭要紧，不容多想，马上把这些砖块放置在原来的地方。

花蛇温毒，瘫痪㖞斜。

大风疥癞，诸毒称佳。

蛇蜕咸平，能除翳膜。

肠痔蛊毒，惊痫搐搦。

白花蛇舌草与蛇蜕同为祛风寒湿类药，归肝经。

前者有毒，性善走窜，能通表里，内走脏腑，外达肌肤，能祛内外之风邪，还可止痛。主要用于治疗中风瘫痪引起的口喎眼斜，半身不遂，麻风，疥癣，顽固性皮肤瘙痒等。

治风先治血，血行风自灭。名老中医李可所创的乌蛇荣皮汤（生地黄、当归、桂枝、赤芍、川芎、桃仁、红花、牡丹皮、紫草、何首乌、蒺藜、白鲜皮、乌蛇肉、炙甘草、生姜、大枣）可治疗牛皮癣，鹅掌风，神经性皮炎，还可用于治疗瘰疬，梅毒，疥疮等多种皮肤病。

蛇蜕性味甘，取其以皮走皮之象，用于治疗皮肤瘙痒。因其可祛风定惊，可治疗小儿惊风，抽搐痉挛，同时还可除眼部翳膜。

季德胜蛇蜕软膏可入皮肤深层抗菌止痒，用于治疗虫咬，冻疮，皮肤瘙痒及各种皮肤疾病。

槐花味苦，痔漏肠风。

大肠热痢，更杀蛔虫。

槐花归肝、大肠经，苦可清热泻火，凉血止血。

乙字汤（柴胡、甘草、当归、升麻、黄芩、大黄）加入地榆、槐花可治疗便血，痔疮出血。

其性下行，与地榆配伍用于下焦血热之便血，血痢，崩漏，痔血。

槐花能够清泻肝火，降血压，可用于治疗肝火上炎的头痛眩晕，肝热目赤，以及肝火偏旺所致的高血压病。

炒炭多用于止血，生用则更适宜清热泻火。

牛蒡子辛，能除疮毒。

瘾疹风热，咽疼可逐。

辛能散能泄，性偏滑利，能宣肺透疹，祛痰，可用于麻疹不透，风疹瘙痒，风热感冒，温病初起，咳嗽痰多。

同时牛蒡子外散风热，内解热毒，还可润肠通便，常用于痈肿疮毒，丹毒，痄腮，喉痹，大便秘结者。

患者，女，30岁，诉咳嗽，口苦，咽干，偶有发热，食欲不佳。

我想起《伤寒论》中的记载，"邪半表半里，症见往来寒热，胸胁苦满，默默不欲饮食，心烦喜呕，口苦，舌苔薄白，脉弦，小柴胡汤主之"。

老师把完脉后，让她自己去药房买小柴胡颗粒，按说明书服用，每4小时服用一次，嘱清淡饮食，多休息。生病了就应该好好吃饭，好好睡觉，保持心情舒畅。

下午我去农场时，在路边发现一张被人丢掉的竹椅。会用没有废物，小时候的梦想之一，就是可以捡各种各样的东西。

有时低头走路，捡到一块奇形怪状的石头、丢弃的胸针，我都会高兴好一会。现在，废弃的垃圾袋也捡，就像今天这个完整的椅子捡到农场，可以用来休息、看书。

到了农场发现多了两条木凳，原来是老师利用中午的时间用自行车送到了这里。

淮山竹竿上有一只缺手臂的猴子玩具，也是老师捡来的，守护着我们农场。

我们又去割草，望着茂密不枯的高草，我担忧地说："会不会有蛇？万一被蛇咬了，一命呜呼，我还没来得及孝敬父母，还没见我女儿出嫁生小孩呢！万一我先生给我女儿找个不好的后妈，待我女儿不好，那我死也不瞑目呀！"

老师说："要放下，才能去到极乐世界。"

我说："我觉得我现在生活着的世界很美好，有父母等着我去孝敬，有爱我的先生，可爱的女儿，还有引领我的明师，以及关心我的朋友，真的很好，每一天都很开心。下辈子有轮回，我仍向往人间，尝尽人生的酸甜苦辣。"

阿金白了我一眼，或许在他看来，修行就是在积攒去极乐世界的车票。

朋友打来电话说，特产已经收到了。她在五经富待了大半年，所以我买了些五经富特产（大洋的茶叶、五指毛桃、牛大力、茶树菇）寄给她。

我刚想说这是五经富卖得最好的产品……

她便说："我知道你会把最好的东西送人，谢谢你！"

这话咋这么中听呢！

原来，无须你过多说明，了解你的人就能懂你的心。

很多时候我们送人礼物，会有意无意地强调礼物的重要性或价格，殊不知，在了解你的人心中，无须你说，她就知道你的心意。

我们还在继续割草，一直也没看见农场老伯所说的大蟒蛇、五步蛇。

弟子：师父，您说说人体三焦吧！

师父：上焦如雾，中焦如沤，下焦如渎。上焦输布水谷精气，如同雾露蒸腾；中焦腐熟水谷，如同我们沤草木灰；下焦负责排泄水液糟粕，如同沟渠水道。

35.

茵陈、红花、蔓荆子、马兜铃

茵陈味苦，退疸除黄。

泻湿利水，清热为凉。

茵陈属利湿退黄药，归脾、胃、肝胆经，与滑石、黄芩、木通相配，可治疗湿温暑湿；与栀子、大黄、黄柏相配，可治疗阳黄；与附子、干姜相配，可治疗寒湿阴黄。

因此，茵陈为治黄疸之要药。值得注意的是，蓄血发黄及血虚萎黄者慎用。

红花辛温，最消瘀热。

多则通经，少则养血。

红花辛散温通，入血分，少用可活血，多用则破血。具有活血通经，散瘀止痛的功效，治疗瘀血阻滞之经闭，痛经，恶露不行，胸痹心痛，癥瘕痞块，疮疡肿毒。

蔓荆子苦，头疼能医。

拘挛湿痹，泪眼堪除。

蔓荆子归膀胱、肝、胃经，可疏散风寒，清利头风，用于治疗风热感冒，头痛，目赤多泪，目暗不明，牙龈肿痛，头晕目眩，还可治疗风湿痹痛。

兜铃苦寒，能熏痔漏。

定喘消痰，肺热久嗽。

马兜铃上能清肺降气化痰，止咳平喘，下能清肠消痔。可用于治疗肠热痔血，痔疮肿痛，还可用于肝热阳亢之高血压病。

患者，女，60岁，自诉10年前膝关节受过伤留下了后遗症，现在天气变冷疼痛就会加重。

老师说："因久视伤血，肝藏血主筋，膝为筋之府，膝关节疼痛要少看电视。肝血全部被眼睛耗掉后，膝关节得不到血的濡养就会疼痛。另一个是不通则痛，平时受风湿寒邪侵袭，时间久了也会痛。

因此要注意膝关节保暖，旧伤也多由经脉不通引起。"

田地里的蔬菜收成不好，一是由于水浇的太少，另一个是土地板结。

四逆散（柴胡8克，白芍10克，枳壳10克，炙甘草5克）加熟地黄10克，麦冬10克，酸枣仁10克，巴戟天10克，红花5克。3剂。

另外，可买一些红花泡酒涂搽在膝关节疼痛处，涂搽之前要先把周围的皮肤拍红，更有利于药酒的吸收，止痛效果也更好。

四逆散疏肝解郁，养筋汤补肾养心，红花活血通经，散瘀止痛。

经过我们一日又一日的辛苦，莲池终于竣工了。这使我们浇菜变得更方便，特别是达叔，乐呵呵地说："我的菜田开一条沟渠，不用再走那么远的路去挑水浇菜了。你们还帮忙锄了草，修了路。"

说完他向我们竖起了大拇指。

今天我们全部挖坑，然后播种玉米。

这块地是新开垦出来的，土质虽然肥沃，但有硬骨龙根，先播种玉米种子，不至于冬风吹草生。

阿金开始疏通沟渠，想要农作物生长的好，沟渠一定要通透，就像人要想健康，经络得通畅。

除了我们开垦出来的土地，放眼望去，除了树就是草。

有草就得先割草，在配合老师割草的过程中也能找到乐趣，就像给流浪汉剪头发，剪完之后发现有些参差不齐，不过没关系。

我们把田里的干草拖过来烧掉，用来沤草木灰，我和阿金小心翼翼地避开土豆秧，想要另外开一条路，却没行动。

老师带我们从田里拖了一大条长草，从杂草中穿过，硬生生地开出一条路来，火熊熊烧着，我们不断地往火中丢草皮……

我们想到却没有做到，说明勇气还不够。

今晚，我们又去龙尾义讲义诊，内容为小儿咳嗽论。

五脏六腑皆可令人咳。

白天咳嗽严重，应清三焦火，可用枇杷叶；夜里咳嗽严重，因肺间有寒，可用生姜、桔皮，或熬肉桂粥。

风寒初入体内，应通宣理肺，可用苏叶陈皮茶。

气滞不畅者，一着急就咳，可用枳壳、桔梗、木香各10克，以调理气机。

痰热壅肺，咳吐大口脓痰，可用复方鲜竹沥口服液止咳化痰清热。

感冒后输液，遗留咳嗽反复不愈，那么就得用止咳散了。

燥咳，用川贝雪梨汤，味道不错。

孩子咳嗽老不好，此为脾虚，可服用参苓白术丸。

马上就要立冬了，可多用淮山熬粥，以培土生金。因淮山色白入肺，香甘入脾，汁黏入肾，可肾脾肺并补，断咳嗽来源，除咳嗽去路。

不想吃药也可以，那么就在平时加强身体锻炼。顺气莫若跑步，宣肺何如开心。

在从龙尾回五经富的路上，坤哥说："你们师父呀，是一座金矿，你们要努力去挖，在学习的过程中发现自己的短板。

润雅能吃苦，但是要胆子放大些，大气些，做事要干净利索，还要主动去争取机会。"

我说："坤哥，你怎么知道我胆子小？"

坤哥嘿嘿一笑："见过的人多了，看一眼就会明白。就像我炒股稳赚不赔，是因为在炒股的策略上采用了中医的望闻问切。"

弟子：师父，讲话有何艺术？

师父：水深则流缓，人贵则语迟，说话的时候慢悠悠，并且不要轻易表态。

36.
百合、秦艽、紫菀、款冬花

雷军说：我领悟到了，人是不能拴着石头往山上走的，这样不仅会很累，而且可能随时会被山上滚落的石头打下去。

我看后想，事本无好与坏，根据当时情况而定就行。

百合味甘，安心定胆。

止嗽消浮，痛疽可啖。

百合归心、肺经，为补阴药。

阴虚证主要表现为阴液不足，不能滋润脏腑组织，出现皮肤、咽喉、眼目干燥，或肠燥便秘。

另一个是阴虚生内热，出现午后潮热，盗汗，五心烦热，或阴虚阳亢。

肺阴虚者，可见干咳少痰，咯血，或声音嘶哑。心阴虚会导致虚烦，惊悸，失眠，多梦。

百合与生地黄、玄参、贝母配伍，可养阴润肺，治疗阴虚燥咳，劳嗽咳血；与知母、生地黄配伍，可清心安神，治疗精神恍惚，情绪不能自主，口苦，小便赤。

蜜炙过的百合偏于润肺止咳，生用则宜清心安神。

秦艽微寒，除湿荣筋。

肢节风痛，下血骨蒸。

秦艽归胃、肝、胆经，为祛风湿热药，寒能清热，性平质润，为风药中之润剂。既可祛风湿，止痹痛，又能通经络，无论新久，上下，偏寒偏热，均可配伍使用。

秦艽还可利湿退黄，治疗湿热黄疸，与青蒿、地骨皮、知母配伍，可退虚热，治疗骨蒸潮热，小儿疳积发热。

中风后半身不遂，口眼㖞斜，言语不利，可在辨证方中加入秦艽。

紫菀苦辛，痰喘咳逆。

肺痈吐脓，寒热并济。

款花甘温，理肺消痰。

肺痈喘咳，补劳除烦。

紫菀、款冬花皆属止咳平喘药，可润肺下气止咳，对于咳嗽无论新久，外感内伤，寒热虚实，均可配伍使用，尤适用于肺虚久咳，阴虚劳嗽，咳血及肺寒咳嗽。

不同之处在于紫菀适宜于肺气壅塞，咳嗽有痰者，偏重于祛痰化痰，款冬花则具有止咳化痰之效。不管是紫菀还是款冬花，外感暴咳宜生用，内伤久咳蜜炙用。

患者，女，40岁，自诉患有慢性咽炎，最近咳嗽较重，痰中还带有血丝，咽喉燥痛。

老师问："你是不是最近吃了煎炸烧烤？"

患者想了想说："烧烤倒是没吃，但吃了用油炸过的年糕和花生米。"

老师说："现在天气干燥，秋冬天树皮干燥开裂，物燥则破绽百出，何况还吃了辛辣煎炸烧烤，肺肾阴亏，耗伤津液，导致虚火上炎。你去中药房买百合固金丸，按说明书服用，晚上喝点清粥，滋阴效果比较好。"

百合固金二地黄，玄参贝母桔甘藏。

麦冬芍药当归配，咳喘痰自肺家伤。

百合固金丸由百合、熟地黄、生地黄、归身、白芍、桔梗、玄参、贝母、麦冬、甘草组成，具有养阴润肺，化痰止咳的功用。

百合滋阴清热，润肺止咳；二地黄可滋肾壮水，同时生地黄还具有凉血止血的效果；当归治疗咳逆上气；白芍养血和血；桔梗载药上行，同时具有宣肺利咽，化痰散结的功效；玄参、麦冬、贝母滋阴润肺，化痰止咳；生甘草调和诸药，可清热泻火。

农场老师拿着铲挖淮山，我们拿锄头刨土，泥土有些硬，但淮山却能不断地往下扎根，令人佩服。

淮山藤上结了许多淮山豆，大小不一，可以煲汤煮稀饭，据说还可以做种子。土豆一个个结在泥巴里，而淮山根长在地里，做种子的豆结在藤上。

阿金摘了淮山豆，用衣服包起来，我对豆不感兴趣，因为豆皮不像土豆儿那样光滑，而像老人黑黑的、还裂开口子的手（有了喜恶，就有了分别心）。

记得有这样一个故事，学诚问圆拙法师，出家怎么修行？

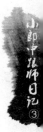

圆拙法师便讲了一个故事：过年时寺院要分橘子，库头把橘子分成一堆一堆的，里面有大的也有小的，轮到你时不要刻意去挑。你存心挑大的是贪利，存心挑小的是贪名，一切随缘，平常心是道。

前几天我问老师怎样对待吃素问题，老师的回答也是"随缘"二字。

是啊，一切随缘。可是我们很多时候，行为意识仍存在着分别心，是因我们还没有觉悟，我也不例外，仍处在半觉半悟的状态。

很多时候，我们劝人要放下，可我们自己真正明白什么是放下吗？芳姐说，拥有一颗平常心。何谓"放下"二字，心里本来就没有什么事，哪有事情放下？

女儿生病了，我心牵挂她，我放不下她，但放不下没有任何的意义。我身在这里，只能心里默默祝福她。

老师把大菜砍下来，然后一片一片地搭在杂草上晾晒。

这个方法很好，省时省力还不占地方。事情去做，总会有方法，就怕站着不动。

撒开草木灰让热散掉，便于收集。到了一定温度，带有泥的草皮也化成了灰。专攻一门技术，到了一定程度，也必有所突破。

弟子：师父，跟我们说说五劳七伤吧。

师父：五劳指久视伤血，久卧伤气，久坐伤肉，久立伤骨，久行伤筋。七伤指大饱伤脾，大怒伤肝，强力举重、久坐湿地伤肾，形寒饮冷伤肺，形劳意损伤神，风雨寒暑伤形，恐惧不节伤志。知道五劳七伤，预防大于治疗。

37.

金沸草、桑白皮、苦杏仁、乌梅

为了赞美而去修行，有如被践踏的香花美草。在这里学习，我更多的是希望听到朋友对我的忠告。

金沸草温，消痰止嗽。

明目祛风，逐水尤妙。

金沸草开的花称为旋覆花，诸子皆降，唯苍耳子独升，诸花皆升，唯旋覆花独降。

金沸草归肺、大肠经，能降气消痰行水，适用于外感风寒痰饮诸疾，咳喘痰多，胸膈痞满者可用。

桑皮甘辛，止嗽定喘。

泻肺火邪，其功不浅。

杏仁温苦，风寒喘嗽。

大肠气闭，便难切要。

桑白皮和苦杏仁皆为止咳平喘药。桑白皮归肺经，可清泻肺火，泻肺中水气而平喘咳，主治肺热咳喘，痰黄质稠。

桑白皮具有利水消肿的功效，与茯苓皮、生姜皮、陈皮、大腹皮配伍，合称为五皮饮，用于治疗水肿胀满尿少，面目肌肤浮肿。还可清肝降压止血，用于治疗肝火偏旺的高血压病，以及衄血、咯血。

桑白皮清肺利水、平肝清火宜生用，肺虚咳喘宜蜜炙用。

苦杏仁有小毒，归肺、大肠经，为止咳平喘之要药。无论是风寒、风热咳嗽，或是肺寒、肺热、肺燥咳嗽，均可应用苦杏仁以降气止咳平喘。

因其可宣降肺气，故可用于治疗湿温初起，邪在气分，或暑热夹湿之湿重于热者。

又因其为仁类药，有润肠通便的功效，常与柏子仁、郁李仁、桃仁配伍，治疗津枯肠燥便秘；与当归、生地黄配伍，治疗血虚便秘。

乌梅酸温，收敛肺气。

止渴生津，能安泻痢。

乌梅酸涩收敛，具有敛肺止咳，涩肠止泻的功效，用于治疗肺虚久咳，久泻久痢的患者。乌梅炒炭可固崩止血，治疗崩漏不止，便血。因其味酸，可生津止渴，用于治疗内热消渴证。

名方乌梅丸由乌梅肉、黄连、黄柏、附子、干姜、桂枝、细辛、蜀椒、人参、当归组成，用于治疗蛔厥腹痛，呕吐，还可治疗厥阴头痛。

古人云：蛔得酸则静。乌梅味极酸，为安蛔止痛，和胃止呕不可缺少之药。

患者，男，60岁，自诉排尿不尽，医院诊断为前列腺炎，甚是苦恼。

老师让患者勿久坐，每天都要迈开大步走，另外还教了患者一招剪刀脚，单腿搭在椅子上或适合自己高度的物体上，另一腿站立，每次15分钟左右，动作简单，不限时间和地点，但要有一颗坚持的心，不可三天打鱼，两天晒网。

剪刀脚可拉伸胯部的经脉肌肉，让气血流通，就像颈椎病做"米"字操一样，均可让气通血活起来。

大姨丈的前列腺炎就是通过练习剪刀脚康复的，不吃药，无痛苦。利用久坐看电视的时间锻炼身体，乐得大姨丈请我们去他家吃包粄。

义诊后，我们又随老师去到大姨丈家吃包粄，我们到家时大姨丈已经炒好了豆腐白萝卜，让我们边包边吃。

芳姐包得又快又好，阿金包的包粄菜少。我喜欢重口味的，大蒜末、姜末、酱油调在豆腐白萝卜里，然后用粄皮包上满满的菜，咬上一口，味道好极了。

在吃货的眼里，看见好吃的就想扫荡一空，囤上脂肪好过冬。

吃完包粄，喝上两杯红茶，感慨生活如此美好，顺便把这手艺也学到手，到时让父母女儿也尝尝我的手艺。

下午我来到农场，一位佝偻的老奶奶步履蹒跚地走过来，看着老奶奶满脸的皱纹，我心里感慨，年轻真好，可以健步走，可以吃想吃的东西，可以下田去种菜浇水，可以有

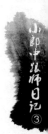

175

梦想……

年轻真的是太好了，很多人梦想着优雅地老去，而我更愿意开心地活好每一天。

红菜薹旺盛地成长，长得太密了，看来得拔掉一些。而前一阵种的青菜仍是小苗苗，叶片少得可怜，锄掉算了，把红菜薹移栽一些过去。

人有优胜劣汰原则，在蔬菜和动物界也一直存在此原则，这就是大自然的规律。

阿金配合老师继续割草，有人继续铲泥疏渠，还有人浇水浇菜……这里充满了安静与祥和，当把欲望减到最低，这里就是世外桃源。

休息时老师对我们说："火麻仁与郁李仁皆为仁类药，具有润肠通便的作用，可配伍使用。火麻仁适用于老人、产妇、体弱者津枯肠燥便秘。郁李仁适用于气滞津少之肠燥便秘，同时还具有利水消肿的功效。"

我们在不断重复讲解的过程中加深了对药物功效的印象，不怕人笨，也不怕悟性不高，就怕自己不愿意去学。

天黑了，大家一起往回走，我一定要走在中间，原谅我胆子小。老师说我耕牛的精神有了，但猛虎的精神还有待提高。

我说："好，从明天开始提高吧，我压轴。"

哈哈的笑声，洒满回去的路……

弟子：师父，现在得胃病的人越来越多了。

师父：暴饮暴食，加暴喜暴怒，脏腑翻江倒海，气机随之而逆，想要胃好，从此刻起，好好地保护它吧！

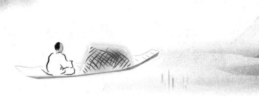

12月12日
星期二
晴

38.

天花粉、瓜蒌、密蒙花、菊花

学医要闯五关：

第一，懒惰关，要用勤来闯。

第二，怯懦关，要用勇来闯。

第三，名望关，要用舍来闯。

第四，利益关，要用放下来闯。

第五，生死关，要看透生死，看透了也就明白了。

我把这五关看了一遍又一遍，发现自己怯懦关还没破呢。

天花粉寒，止渴祛烦。

排脓消毒，善除热痰。

天花粉归肺、胃经，具有清热泻火，生津止渴的功效，可治疗热病烦渴，肺热燥咳，内热消渴。又能清肺润燥，消脓排脓，用于燥热伤肺，干咳少痰，痰中带血之症。

天花粉对于疮疡初起，热毒炽盛，未成脓者可使其消散，脓已成者可溃疮排脓。不宜与川乌、草乌、附子同用。

瓜蒌仁寒，宁嗽化痰。

伤寒结胸，解渴止烦。

瓜蒌归肺、大肠、胃经，既可清热涤痰，又能润燥化痰，并能宽胸散结，润燥滑肠。用于治疗燥热伤肺，干咳无痰，或痰少质黏，咯吐不利者。

还可治疗痰气交阻，胸阳不振之胸痹心痛，为治疗心痹的常用药。肺痈咳吐，脓血，肠痈腹痛，乳痈肿痛者亦可配伍使用。

凡仁皆润，常与火麻仁配伍治疗肠燥便秘。

密蒙花甘，主能明目。

虚翳青盲，服之效速。

密蒙花为清热泻火药，归肝经，既能清肝热，又能养肝血，具有清热泻火，退翳的功效，治疗目赤肿痛，羞明多泪，目生翳膜。还可治疗肝虚有热所致目暗不明，视物昏花者。

菊花味甘，除热祛风。

头晕目赤，收泪殊功。

菊花味甘苦，性寒凉，归肺、肝经，黄菊花偏于疏散风热，白菊花偏于平肝清肝明目。

菊花与桑叶、连翘、薄荷配伍，治疗风热感冒，温病初起；与羚羊角、钩藤、桑叶配伍，治疗肝阳上亢，头痛眩晕；与枸杞、熟地黄配伍，治疗目赤肿痛，眼目昏花。

菊花还能清热解毒，治疗疮痈肿毒。

患者，女，42岁，自诉有子宫肌瘤，如鹌鹑蛋大小，问有没有方法可以治疗。

老师说，疾病的治疗不全在医生，关键在于患者自己，要先反思导致现有的疾病的原因，然后再谈改变。

很多人明白了疾病的原因，却不愿意改变，也没有意义。殊不知，改变很痛苦，不改变会更痛苦。

嘱患者水果不可再吃，因水果多偏寒偏凉，寒则经脉收引，特别是经期时，凉果冷饮入胃，瘀血排不出来，时间久后产生肌瘤。肌瘤就是血块和痰水凝结的产物。

四逆散（柴胡8克，白芍10克，枳壳10克，炙甘草5克）加桂枝10克，茯苓30克，桃仁10克，赤芍10克，牡丹皮10克，山楂30克。5剂。

吃完后可以到中药店买中成药桂枝茯苓丸继续服用一段时间，平时可用姜、枣、红糖加山楂泡水，当茶饮。

每天步行7公里，睡足7小时。

桂枝温经散寒，活血通经，像暖阳照在冰块上。

茯苓淡渗利湿，把痰饮化掉，就像被暖阳照射后的冰块在消融。

桃仁、赤芍、牡丹皮，活血化瘀，养血和营。

山楂可以活血消脂，消肉积，还可消肌瘤，软坚散结。

血液流通了，痰水瘀血就消失了。

农场里的竹屋被重新规划利用，我们现在除了浇水，就是不停地收集草木灰，储存到明年开春时用。

我们把竹屋里的工具一一摆放好，瞬间感觉空间变大了，老师又用铲把不平的地方填平。斗车一空出来，我们就用斗车去运田里的草木灰。

以前干活拈轻怕重，怕脏，不愿用手碰草木灰。现在每

179

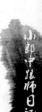

天和泥土、草木灰、粪便接触，慢慢地觉得干净和肮脏都是自己的心在作怪，把分别心去掉后，一切都是美好的。

我们把草木灰用蛇皮袋装好，放在斗车里，老师在前面拉，我们在后面推，归置在竹屋里。

阿叔过来看见我们正在热火朝天地收集草木灰，便说："你们师父呀，不了解他的人说他像北风，吹着让人冷；了解他，和他接触过的人说，跟他在一起如沐春风，吹着让人暖和。"

我们听后哈哈地笑了，阿叔说的这话真是太有才了。

有人觉得老师像傻子，看病不收钱，今天还有人把老师比喻成春风、北风。

其实我觉得，人活在这世间，哪能不被人说，你做得好，有人说；做得不好，也有人说；不做吧，还是有人说。但不管怎样，也不管别人怎么说，关键是自己要有一颗平常心，好坏一笑了之。

阿金给菜浇水，我和老师把剩余的草木灰撒在南瓜、包菜、萝卜坑边。待我撒完一桶，发现身后的蔬菜边已经全部被老师撒完了。

我说："老师，你要不要这么快呀？我们不赶时间，今天把活儿全干完了，明天就没有活儿干了。"

老师说："是你的速度有点慢，还有十几亩的田地等着我们去干呢。"又说："你的体能提高不少，力气也比以前大很多。"

我说："十几亩田？现在阿金给菜浇水，都有些力不从心，这么多的田，种不完啊！"

老师说："现在我们是纯手工，以后就自动化。"

我说:"那我们以后就成农场主了。"

老师说:"是中医版的农场主,哈哈……"

师父:升级版的养生十六字诀?

弟子:少动心脑,多动手脚,少用手机,多近田地。只有找到适合自己的养生方法,才会快乐地去践行。

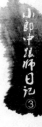

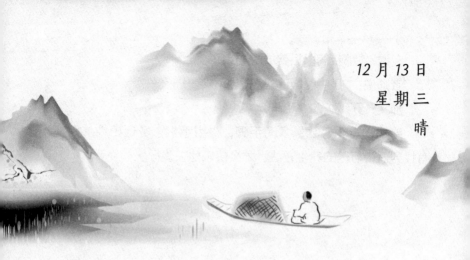

39.
决明子、犀角、羚羊角、龟甲

　　走路有道，不同类型的人，走法也不相同。焦虑的人要闲庭信步；火躁的人要安步当车；粗鲁的人要走得如履薄冰，走田埂路比较好；话多的人，脑子停不下来，那么就要负重穿行。

　　我反思了下自己，平时走路火急火燎，偶尔脚趾头会撞到石头，看来我应该适当放慢脚步了。

　　决明子甘，能祛肝热。

　　目疼收泪，仍止鼻血。

　　决明子归肝、大肠经，为明目佳品。无论是风热上攻，肝火上炎所导致的目赤肿痛，还是肝肾阴亏导致的视物昏花，目暗不明者，均可用决明子。

由于决明子质润，能清热，润肠通便，还可以止鼻衄。

犀角酸寒，化毒辟邪。

解热止血，消肿毒蛇。

犀角现常用水牛角代替，归心、肝经，具有解毒定惊的功效，用于治疗温病热入营血，高热烦躁，神昏谵语，惊风，癫狂；还可以清热凉血，治疗血热妄行所致的吐血、衄血，热毒壅盛所致的咽喉肿痛、痈肿疮疡。

羚羊角寒，明目清肝。

祛惊解毒，神志能安。

羚羊角性寒，具有平肝息风的功效，加入辨证方中可治疗肝风内动，惊痫抽搐，妊娠子痫，癫狂发作，高热惊厥，肝阳上亢所致的头痛眩晕，烦躁易怒；肝火上炎所致的目赤肿痛，畏光流泪，目生翳障等症。

羚羊角还具有清热解毒之功，治疗痈肿疮毒，可清肺热，治疗肺热咳喘。

龟甲味甘，滋阴补肾。

止血续筋，更医颅囟。

龟甲归心、肝、肾经，可滋阴潜阳，治疗阴虚潮热，骨蒸，盗汗，头晕目眩，阴虚风动。与熟地黄、知母、锁阳配伍，治疗肾虚筋骨痿软，囟门不合。

还可养血补心，治疗阴血亏虚，心虚健忘，阴虚内热，崩漏经多等。

患者，5岁，其妈妈代诉，平时精神状态特别好，能吃能睡能玩，就是时不时会咳嗽几声。

老师仔细地把了把脉，看了看舌苔说："孩子是不是换了新幼儿园之后出现了这个症状？"

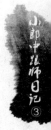

孩子妈点头说："是啊，家里换了新房子，所以孩子也换了新的学习环境，吃了止咳糖浆作用不大，去检查也没有什么问题。"

老师说："孩子换了新的学习环境后，对同学不熟悉，心里紧张，导致肝火犯肺引起咳嗽。用小柴胡颗粒吧，疏肝理气从而达到止咳的效果，平时还要多与孩子交流沟通。"

五脏六腑皆可令人咳嗽，不要见咳而止咳，还要考虑情绪方面引起的咳嗽。

是啊，最长情的告白就是陪伴，一声"母亲"饱含了多少的爱！

小妹买了些西红柿秧，准备栽植西红柿。我却觉得种菜也要顺着节气时令去种，才会硕果累累。

春天播种栽植西红柿，到了夏天大小不一的西红柿就会像灯笼一样挂满枝头。而现在是冬天，西红柿还未完全成株，就已经开花了，花儿早开必早谢，所以结的果必不会太多。

这是我从早段时间种植南瓜秧总结出来的心得。南瓜藤还尚未完全伸展开，有的就已经开花结果了，结出来的果，就算成熟了也不大，并且也不好吃。

当然，现在农业科技发达，大棚里面种着各种各样的反季节的蔬菜水果，能够选择不吃就不吃吧。

冬季是收藏的季节，虽然这边四季如春，但早晚温差相对较大，可以种植白菜、莴笋、萝卜、红菜薹。

由于第一次种植太密，现在拔出来再移栽，能够活下来就活下来，不能活下来也没有办法，只能顺其自然。

人体养生要根据节气、体质、地方、环境等，找到适合自己的方法。

《素问·异法方宜论》讲述，北方人与南方人生病，治疗的方法就不一样；吃素者与吃荤者生病，治疗方法又不一样。

治病好难，需要综合辨证治疗；治病又很容易，同样的方剂可治疗不同的疾病，并且还能够治愈。

用一颗平常的心，做平常的事。

弟子：师父，粥油能养胃，太神奇了吧。

师父：人知其神而神，不知不神之所以神。平淡的食物，发挥出来极致乃为神奇也！

想要胃好，平时可煮粥吃些粥油，还能够让皮肤洁白光滑细腻。

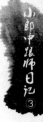

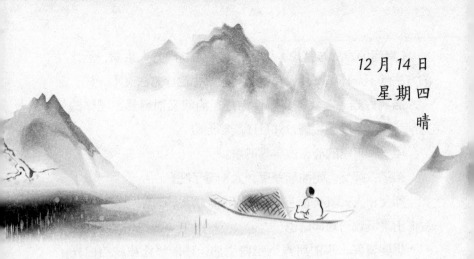

40.
木贼草、鳖甲、桑寄生、火麻仁、山豆根

　　当经历一些事情后就会明白，我们在这个世界上唯一的对手，就是我们自己。那些外在的人和自己没有任何的关系，摆平了自己就摆平了所有。

　　所以不要和自己较劲，没意思。

　　木贼味甘，祛风退翳。

　　能止月经，更消积聚。

　　木贼归肺、肝经，具有疏散风热，明目退翳的功效，治疗风热上攻所致的目赤肿痛，迎风流泪，目生翳障等症。与止血药配伍可治疗肠风下血，消化道出血，妇科出血等出血证。

鳖甲咸平，劳嗽骨蒸。

散瘀消肿，祛痞除癥。

鳖甲与龟甲同为动物的甲壳，其味咸性微寒，具有滋阴潜阳，退热除蒸的功效。

与地骨皮、生地黄、牡丹皮配伍，治疗骨蒸劳热，阴虚发热，肝阳上亢之头痛，眩晕热病伤阴所致的阴虚风动，手足瘛疭，舌干红绛等。

与牡丹皮、桃仁、土鳖虫配伍，可软坚散结，治疗经闭，癥瘕，肝脾肿大等。

桑上寄生，风湿腰痛。

止漏安胎，疮疡亦用。

桑寄生为祛风湿，强筋骨药，归肝、肾经，具有祛风湿，强筋骨，补肝肾，安胎元的功效。与独活、杜仲、牛膝配伍，治疗风湿痹痛，腰膝酸软，筋骨无力等症。

通过补益肝肾，以平肝降压，用于肝肾不足之高血压病，头晕目眩者，以及肝肾亏虚，冲任不固之妊娠，胎漏下血，胎动不安，崩漏，月经过多等症。

桑寄生可让孩子拔节长高，为小孩发育的良药。

火麻味甘，下乳催生。

润肠通结，小水能行。

火麻仁为种子果仁，富含油脂，味甘质润，归脾、胃、大肠经，具有润肠通便的功效。与郁李仁、杏仁、制首乌配伍，治疗老人、产妇及体弱者血虚津亏的肠燥便秘。

山豆根苦，疗咽痛肿。

敷蛇虫伤，可救急用。

山豆根有毒，归肺、胃经，具有清热解毒，消肿利咽的功效，用于治疗热毒壅盛，咽喉肿痛，口舌生疮，湿热黄疸，肺热咳嗽，痈肿疮毒，为治疗火毒蕴结所致乳蛾喉痹的要药。

值得注意的是，过量服用易引起呕吐、腹泻、胸闷心悸等不良反应，脾胃虚寒者慎用。

患者，女，40岁，自诉手指肩部臂痛，偶有夜间疼痛难以入睡。

老师把完脉后问："你是做什么职业的？"

患者说她在儿子的饭店帮忙打杂。看着满是沧桑的面孔，悲悯之心油然而生，不管做什么工作都有其艰辛之处，很多时候我们的父母亲为了能帮儿女的忙，操碎了心。

现在天气转冷，而洗菜、洗碗、抹桌等与冷水接触是不可避免的。

老师嘱患者少碰冷水，洗菜、洗碗最好用热水。因寒主收引，经常接触冷水使关节筋脉闭塞，导致疼痛。早上可以喝上一杯暖暖的姜枣茶，或者用油把生姜炒一炒拌粥喝。

四逆散（柴胡8克，白芍10克，枳壳10克，炙甘草5克）加桂枝10克，熟地黄10克，当归10克，葛根25克，丹参20克，川芎5克，生姜3片，大枣5枚。3剂。

晚上可用药渣煮水后泡手。

生病了手指痹痛，心情肯定不好，用四逆散疏肝解郁，桂枝汤（桂枝、白芍、姜、枣、甘草）强大心脏，同时可引药达上肢。

治风先治血，血行风自灭，用四物汤（熟地黄、当归、白芍、川芎）荣养血脉，补血活血。

颈三药（葛根、丹参、川芎）通经活络，祛瘀止痛。

丹参可活血，还能凉血；川芎活血行气，为血中之气药，能上行头目，下行血海，旁通络脉，为治疗风寒湿痹痛的要药。

老师交代她可做拍掌动作，把气血引到手指部。另外，鼓掌一方面是在为他人喝彩，同时也是在认可自己。

芳姐回东莞了，给我留下了一张床，结束了我打地铺的日子。她把心爱的圆桌，还有一些油盐酱醋米也都送给我了。生活总要什么都尝试了，才会珍惜每一天所拥有的。

一位阿哥回徐州了，把煤气罐、锅碗瓢盆也统统给了我，本来不大的屋子，添了这么多的用具显得有些拥挤。我把不常用的衣物放在了床底下，桌上放了纸盒子，厨房里的食物用盒子收集归纳，以充分利用空间。

我把小妹也叫了上来，能用上的东西，也帮忙分担一些。物品充分利用上了，才叫用物。

多余的电饭煲和其他厨具都搬到建龙围工作室，方便我们大家使用。

一位患者在这里生活了三四个月，肠胃好了很多，精神很饱满，脸色嘴唇也很红润，在这里少欲无为，身心清净！

我们在农场继续种菜，老师又扛上他专用的武器——利铲，去铲土。阿金的沟渠修到了离我们视线很远的地方。

种完菜，浇水。老师说要给所有的蔬菜都浇上水，水里加上草木灰，这样更利于蔬菜的吸收，就像我们人一样，喝稀饭比吃白米饭容易消化。

我看着老师一勺又一勺把水舀进桶里，七分满的时候，我说可以了，结果老师加到了九分满。

老师说："挑吧。"

我说："我挑不动。"

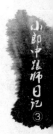

老师说："你都没试，怎么知道。"

我拿起扁担就往肩上放，站起来时虽有些吃力，但还是挑起来了，并没有想象中那么重。

或许真是应了那句话，有时不逼一逼自己，怎能发现自己的无限潜力。老师如果不多加那两勺，我也不会知道自己其实可以挑起这桶水。

从最开始的肩不能挑，手不握锄，到现在一担水，灵活运用锄头，这是我看得见的收获。

脾胃好了，身体好了，囤了六斤的脂肪过冬，不断地相信自己，这是大家看不见的收获。

我们每天都和地里的蔬菜见面，给它们浇水，似乎看不见它们的成长，可细心的我却仍能够发现它们每天都在长壮、长高！

弟子：师父，成长是一点一滴的过程。

师父：不积跬步，无以至千里，不积小流，无以成江海。

强健的体魄是每一天下田干活积累起来的，而学习也需要每一天不断地积累，心灵也需要不断地充实、完善、丰富。

41.

益母草、凌霄花、紫草、地肤子

世间万物，都是一物降一物，老鼠怕猫，蔬菜怕虫，人呢？人不怕没钱没房没车，就怕病魔，那病魔怕什么呢？病魔怕气魄，战胜病魔的气魄，或是与病魔和平共处的气魄。

益母草苦，女科为主。

产后胎前，生新去瘀。

紫葳味酸，调经止痛。

崩中带下，癥瘕通用。

益母草与紫葳（凌霄花）同属于活血调经药。

益母草味辛苦，性微寒，归心包、肝、膀胱经，为妇科胎前产后的良药。主要适用于血热瘀滞者，具有活血调经的功效，益母草颗粒或益母草膏常治疗瘀滞月经不调，痛经经闭，恶露不尽等。

与黄芪、川芎配伍，可利尿消肿，治疗双下肢水肿尿少者，如急慢性肾炎水肿；还能清热解毒，治疗疮痛肿毒，跌打损伤。

凌霄花性寒味甘酸，归肝、心包经，具有活血通经的功效，用于治疗月经不调，经闭癥瘕，产后乳肿，跌打损伤；亦可凉血祛风，用于风疹发红，皮肤瘙痒，痤疮。

紫草咸寒，能通九窍。

利水消膨，痘疹最要。

紫草归心、肝经，可清热凉血，用于疮疡，湿疹，水火烫伤的治疗；还能活血解毒，透疹消斑，用于治疗血热毒盛导致的斑疹紫黑，色不红润，麻疹紫暗，疹出不透者。

紫草熬膏或用植物油浸泡外用可治疗湿疹阴痒，水火烫伤。

地肤子寒，祛膀胱热。

皮肤瘙痒，除热甚捷。

地肤子性寒凉，味辛苦，归肾、膀胱经，具有清热利湿的功效，用于治疗小便不利，淋沥涩通等；还可祛风止痒，用于阴痒带下，风疹湿疹，皮肤瘙痒者。

患者，女，30岁，自诉白带黄、腥臭，外阴瘙痒，有时痒到坐立难安。

老师说，久坐伤身，脾主肌肉，嘱患者要利用时间多做剪刀腿。别以为剪刀腿只治男性前列腺炎，还可以治疗妇科疾病。

四逆散（柴胡8克，白芍10克，枳壳10克，炙甘草5克）加丹参20克，石菖蒲5克，威灵仙5克，炒山药30克，炒芡实 30 克，炒黄柏 6 克，炒车前子 5 克，白果（碎）10 枚。3 剂。

诸痛疮痒，皆属于心。丹参、石菖蒲、威灵仙为痛痒三药。

山药、芡实补脾益肾，固涩止带。

黄柏苦寒入肾，清热祛湿；车前子清热利湿；白果收涩止带，兼除湿热。

我穿着羽绒马甲，外面套着呢大衣来到农场，起风了，树叶被刮得呼呼地响。

我们和老师一起铲草皮，不一会儿身上就出汗了。呢大衣穿在身上有些多余，树叶仍响，脱下一件衣服似乎也不感觉冷，羽绒马甲也碍事。

我说："老师，这点活动量就让我出汗了。"

老师用客家话回答了我，大致意思是，裹两件衣，还不如干活让身体暖和。

休息的时候，我谈到朱志宏《我与中医的机缘》一书讲述了她对中医的爱好和学习中医的经历，拜访各名老中医的心路历程，以及自己的临床心得。

她学习过程中一直铭记的法则值得我们大家借鉴：收获了，就要学会感恩；继承了，就要学会发扬。

老师也一直秉承着这一法则，毫无保留地把自己的宝藏奉献出来，而能够吸取多少，关键还在于个人。

老师说，同样的一堆火，有人只把它看成一堆火，而我却可以利用这堆火取暖，烤地瓜、土豆，还可以用这堆火来沏茶……

火灭后，大雨一冲，什么都没留下，而我们却可以收集

草木灰，作为蔬菜的肥料。烧过火的地方，我们可以开垦出来充分地利用，发挥这片土地的功能。

义诊看似是在为村民们解决疾病痛苦，殊不知，我们也是满满的收获。

《师说》《跟师日记》等系列丛书，都是我们从义诊中收获而来的心得感悟。

建龙围是个风水宝地，虽然村民全部搬出来住进了闹区的新房子，但我们可以找到房屋主人重新利用起来，作为我们的工作室，开展推拿、导引、中医素食等项目。

农场的土地也一样，虽然眼过之处全是杂草，但你们看，被我们开垦出来的都种上了蔬菜，并且长势喜人，哪一天田主人要收回，我们还给他们就好，也没什么损失。

以后我们可以在农场义诊，讲课……

我想，天地万物不属于任何一个人，但却可以为我们所用。

有些人自认为拥有很多财富，实际上却是金钱的奴隶。百年后双眼一闭，自己所拥有的金钱、房产、豪车不都成了别人的。这些都是生活的附属物，真正属于自己的是心灵的自由。

做自己喜欢的事情，并且有利于大众，并为之而努力。

弟子：师父，世上什么东西最暖？

师父：良言一句三冬暖，恶语伤人六月寒。

一句真诚赞美的话，一个甜美的微笑，就好像暖阳，即使在最冷的冬天，也能够让人全身温暖。

42.
苦楝皮、椿皮、泽兰、皂角刺

马上就到冬至了，天气变冷了，我们清晨仍上早课。六点天还未亮，六点四十分刚刚好……

楝根性寒，能追诸虫。

疼痛立止，积聚立通。

苦楝皮味苦性寒，归脾、胃、肝经，为川楝树的根皮，可行气化积，主要用于治疗蛔虫病，钩虫病，蛲虫病，阴道滴虫病，疥癣，头癣等；还可用于治疗脂肪瘤，息肉，子宫肌瘤等。

因其有小毒，不可过量或者持续服用。又因其性寒，脾胃虚寒者慎用。

樗根味苦，泻痢带崩。

肠风痔漏，燥湿涩精。

椿皮味苦涩，性寒，归胃、大肠经，有收敛固涩的功效，用于止带，止血固经，止泄。

与黄柏、炒薏苡仁、白芍配伍，用于治疗湿热带下。

与黄连、黄芩、木香配伍，用于治疗湿热痢疾，腹泻，还可治疗痔疮出血，月经量多，漏下不止等。

煎汤外洗，可用于治疗皮肤疮癣。

泽兰甘苦，痈肿能消。

打仆伤损，肢体虚浮。

泽兰辛散苦泄，归肝、脾经，具有活血调经，祛瘀消痈的功效，用于治疗血瘀月经不调，经闭痛经，产后瘀血腹痛，跌打伤痛，疮痈肿毒；还可以利水消肿，用于治疗水肿，腹水。

其性温和，行而不峻，故祛瘀不伤正气。

牙皂味辛，通关利窍。

敷肿痛消，吐风痰妙。

牙皂有小毒，归肺、大肠经，可祛痰开窍，用于中风口噤，顽痰喘咳，咳痰不爽，昏迷不醒，痰阻喉痹等；还具有散结消肿的作用，用于治疗疮痈肿毒初起或脓成不溃。

患者，女，30多岁，自诉右膝关节又红又痛，微肿，触之发烫。医院诊断为膝关节炎，但没做特殊的治疗与处理。

确定不是外伤所导致，老师说，不通则痛，让患者回去自行拍打按揉，还站起来示范，循着腿上脾经经络走向找痛点按揉，痛点揉开后疼痛就会好。

膝关节周围可以用空心掌把皮肤拍红，然后用活络油或红花油抹在拍红的膝盖上，再拍打。

最后，想要好得快，必须配合金刚腿。说完标准的金刚腿已踢了出去，带动了风声。

患者重复了一遍，确认无误后离开。

老师说，我们在义诊的过程中，收到了患者反馈给我们的满满的成功案例，这些案例成就了我们的《跟师日记》《师说》等著作，还有将要发布的阿金的漫画，这就足够了！

我们听后，都默默点头。

农场里，我们继续配合老师铲草皮。

我问："老师，您确定窖红薯能熟吗？"

老师说："别着急，你等着明天看吧！"

我说："总感觉红薯熟不了。我只吃过在灶里煨熟的红薯。小时候在外婆家，外婆每天早上都会给我煨上一块红薯让我拿着去上学。"

老师笑笑说："窖红薯和你外婆在灶里煨薯原理差不多，另外对于窖红薯这种新鲜事物，先别持否定态度。"

可我心里还是有些怀疑，红薯真的能熟吗？

休息时老师说："农场还要种木瓜、鸡蛋果、菠萝蜜、龙眼等，到时又有吃不完的水果。"

"鸡蛋果是什么？"我们问。

"我车筐里有几个，你们可以看看。"老师答。

我经不住好奇，拿了一个看了看，青中偏黄，椭圆形，和鸡蛋大小差不多。

老师说："等熟透后，里面的果肉和蛋黄差不多，颜色味道也相似。"

老师形容得我们都想尝尝鲜，但未熟，只得作罢。

回去的时候，老师送给我们每人一瓶蜂蜜。冬至前后的蜂蜜质量最好，保存的时间更长，最重要的是这些蜂蜜是托人从龙山买过来的。龙山的蜂蜜在当地相当出名。

晚上我们去龙尾义讲，今晚主要讲小儿多动论，引起小儿多动的原因有很多种，其中常见的就有脾虚不安。

就像一棵树栽在土里，土不牢固，树就容易摇摆不定。

心浮气躁，阴虚火旺。有些小孩先天肾水不足，就像鱼塘里的鱼，水干涸了鱼会焦虑不安，一旦水充足，鱼则在水中自由自在地遨游。这种情况可用六味地黄丸，以补肾水。

有其父必有其子，有些父亲通宵熬夜上网工作，小孩子也会有样学样，熬夜打游戏。做父母的不要一味地要求孩子，也要反思自己的行为。一种环境养一种鱼。

古有孟母三迁，成就孟子之为圣贤之人。可见一个好的环境对孩子的生长起着决定性作用。

先天木火旺，善加导引体强壮。小孩多动，要善于把这股能量引向正途。

千里马之所以能够成为千里马，是因它本来就有使不完的能量。遇到伯乐将其引入正途，充分发挥才能。

没有喜欢的事，专注不了。做父母的要留心孩子对什么事物感兴趣，然后善于培养孩子的兴趣爱好。

弟子：师父，怎么看待祸福？

师父：人为善，福虽未至，祸已远离。人为恶，祸虽未至，福已远离。

积德虽无人见，行善自有天知。有生之年，多多积德行善！

12 月 17 日
星期日
晴

43.
芫荑、雷丸、胡麻仁、苍耳子

据说，村上春树的烟瘾很严重，最后靠跑步戒烟成功。

有人问他为什么能坚持跑步，如果哪天不想跑了，怎么办?

他回就是因为今天不想跑了，所以才更要跑。

很多时候，当我们不想去做某件事时精神就会萎靡，而当我们决定并用心去做时会发现，事情的结果好到超乎自己的预料。

是呀，为什么不想做，因为状态不好。正因为这样，我们才更要去做，更应该调整自己的状态，用心去做。

芫荑味辛，驱邪杀虫。

痔瘘癣疥，化食除风。

雷丸味苦，善杀诸虫。

癫痫蛊毒，治儿有功。

芜荑与雷丸皆可杀虫，皆具有杀虫消积的功效，可治疗小儿疳积，绦虫病，钩虫病，虫积腹痛。

芜荑研末外敷，可治疗疥癣瘙痒，皮肤恶疮。雷丸以驱杀滴虫为主，同时可祛痰，预防并减少癫痫的发作。

胡麻仁甘，疗肿恶疮。

熟补虚损，筋壮力强。

胡麻仁又称黑芝麻，味甘可缓急，生肌肉，益力气，归肺、脾、肝、肾经，具有润燥滑肠，滋养肝肾的功效，用于治疗津枯血燥，大便秘结，病后体虚眩晕乏力，皮肤瘙痒等。

威灵甘草石菖蒲，苦参胡麻何首乌。

药末二钱酒一碗，全身瘙痒一时无。

此方通过润滑肠道排便，使身体止痒。

另外《医方集解》桑麻丸（桑叶、黑芝麻）用于治疗阴虚血燥，头晕目昏，视物模糊，大便干结等症。

苍耳子苦，疥癣细疮。

驱风湿痹，瘙痒堪尝。

苍耳子性温，味辛苦，并且有毒，归肺经，具有散风寒，祛风湿止痛的功效，用于治疗风寒头痛，鼻塞流涕，还可用于风湿痹证关节疼痛，四肢拘挛，风疹瘙痒，疥癣麻风等。

与辛夷花、白芷、薄荷配伍，称为"鼻四药"，常用于鼻塞流涕，鼻炎，鼻不闻香臭，鼻渊等疾患，为鼻科疾病的要药。

潮汕朋友组团开车过来找老师看病。

常坐办公室看似轻闲轻松，其实可造成诸多疾患，其中颈肩腰腿痛最为常见。老师说，这年头只要会治颈肩腰腿痛，就会有看不完的患者。

究其根源，多为久坐不动、吹空调、久视伤精等。

老师教他们"米"字操来治疗颈椎病，用仙人揉腹法治疗腹胀不消化，用悬空踩单车法治疗腿关节疼痛，用金鸡独立法治疗失眠、高血压……再配合补气和血强筋骨的汤药治疗诸病。

预防大于治疗，老师教他们功法更侧重于治未病；已病者，内服汤药，外练筋骨，效果才能显著。

患者知道老师义诊，便称老师为好人。

从他们边治病边记笔记的举动来看，中医健康知识的普及任重道远。现在健康水平跟不上生活水平，生活水平越好，健康水平越差。

潮汕的朋友知道老师不收红包，便送来了米面油，还有柿饼，老师替我们收下了。

在这里，我们自己种植蔬菜，义诊后还有朋友送的米面油，吃的问题就解决了，而住的问题，有古朴的房子，也是义诊后村民给老师免费提供的。

我是享受型的，自己租了一间房住着。

地球是圆的，当我们接受朋友们的供养时，某天自己有能力也要把这份爱传递下去。

义诊后我们随老师去挖姜，潮汕的朋友也去，六辆车子驶往姜地。像这种开着小车去草地里寻姜的事，也只有我们会做。在我看来这是在玩，脑子里还惦记着窖红薯是否真的能熟。

各种工具（锄头、铲、镰刀、耙、砍刀）闪亮登场，大小

蛇皮袋，大小纸箱子隆重亮相。

城里来的朋友与大自然接触后，心情异常晴朗，纷纷寻姜，就像寻找彩蛋，寻找惊喜。

豪、橡是我们这次活动中仅有的两个孩子，是两姐弟，就像被放出鸟笼的小鸟，自由自在地一会儿在这边和大人寻姜，一会儿在那边和我们刨姜捡姜。

我配合老师耙草、铲姜、捡姜，一垄接一垄，地毯式刨姜。

有朋友点鼠标式寻姜，就是看见有姜苗的地方就挖，没姜苗的地方就过，感觉有点像扫雷游戏。

还有一些朋友在砌姜，捡柴烧火，烧窑……

豪不小心被镰刀割到右手拇指，鲜血直流。姐姐橡帮忙找药敷在上面，找树叶包扎后用藤扎上。豪爸若无其事地看着姐弟俩包扎好后，豪提起袋子继续捡姜。

有朋友开玩笑问豪，你怎么不哭，你哭的话就没那么疼了。

豪稚气地说："男子汉大丈夫，我才不哭呢。"

我在旁边听后，心里为他点赞。

黄姐、何老师也来到这里和我们一起挖姜。我说："黄姐，我想去药房识药，老师讲的这些中药，我都不怎么认识，死记后没过多久又忘记了。"

黄姐说："这是好事情呀，这里离我家太远，否则可以到我家药房去辨药。中药确实是要看到、摸到、尝到，印象才会更深刻。你跟老师说一声，让老师帮忙到镇上的药房打声招呼，你去那里认药学药，这样更好。"

我点点头，继续捡姜。

远处老师正在劈柴，给窖里添火，窖红薯倒计时……

晌午，我们吃着粽子、包子，边挖姜边等待着窖泥烧红。老师在火上横放了一根竹子，这是要烤包子、烧水的节奏吗？

下次出门游玩得把锅米面带上，到点可架锅放米煮粥吃面条。喜欢喝茶的朋友把茶叶也带上，喝完粥，吃完面，再烧水沏上一杯茶，细细品茶，那真是羡煞神仙。

每人一个粽子，半个包子，大家都一样，老师也不例外。

我们把烧红的窖熄灭，把红薯丢进窖里，红泥敲碎，掩埋红薯，最后覆盖干土，边挖姜边静候。

老师被铲把上的倒刺刺入手上皮肤，拔出来后，老师看了一下说，连血都没出，真是丢了刺的脸。我们听后都乐开了，没刺出血的刺不能叫刺。

距埋红薯约一小时，我们刨土拿红薯。实践证明窖红薯确实能熟，并且还香喷喷地冒着热气。

粽子、包子吃了，姜也挖了，最后红薯也吃了。下午两点我们回刘屋桥，工具全部归到农场竹屋原位。

接下来是选姜、去姜根，在挖姜的过程中阿金还挖到了一根野生巴戟天。老师把选好的生姜让潮汕朋友带两蛇皮袋回去，从这里到潮汕要两小时多，冬天天易黑，能早回也挺好。

道别后，老师又把选好的姜给何老师带回去。

路人见到这么多的小黄姜也很高兴，问我们卖不卖？老师说不卖。说完抓起一大把姜送人。

看到老师把姜都送了人，心想陈皮姜、消积茶是做不成了。也好，洗姜、切姜、晒姜需要很长的时间，送姜也是利大众的一种方法，同时也为我们省了不少时间。

选完姜后剩下的姜根与泥土也充分地利用起来，带回家煮水泡脚，除风祛湿。忙完后我们把姜放在阿金住处，顺便每人一个柿饼，以清泻吃烧红薯所致的火气。

休息片刻，四点多的时候我们去到农场给菜浇水。真是早上晨课不落下，下午农场定课也得完成。

弟子：师父，给我们说说壮火与少火的利弊吧。

师父说：壮火之气衰，少火之气壮，壮火食气，气食少火，壮火散气，少火生气。

大病初愈之人，用清粥或小米粥调养即可，如果补给大鱼大肉，不仅不能使身体恢复健康，反而会壅滞脾胃使病情加重！

小郎中跟师日记③

12 月 18 日
星期一
晴

44.
蕤蕤、青葙子、谷精草、白蔹

当我们心情郁闷的时候，去农场干活就会让自己的心情变得喜悦起来。这不仅因为我们明白劳动是自身的需要，而且还明白当我们的心回归到大自然时，就会无忧无虑。

开心农场大门敞开，时刻接收心情抑郁者，只要你们肯跟着老师，跟着我们干，生活真的很美好！

蕤仁味甘，风肿烂弦。

热胀胬肉，眼泪立痉。

蕤蕤性寒味甘，归肺、肝经。因其入肝经，能起到养肝的作用。与蝉蜕配伍，可疏风散热，明目退翳，为眼科专用药，用于治疗上下眼胞风肿烂弦，除左右眦热障胬肉，退火止泪，益水生光。

生可布散神明之用，熟则甘多，可安定神明之主。

青葙子苦，肝脏热毒。

暴发赤障，青盲可服。

青葙子性微寒，味苦，归肝经，为眼科常用药，具有清肝泻火，明目退翳的功效，用于治疗肝火上炎所导致的肝火眩晕，肝热目赤，目生翳膜，视物昏花，烦躁不寐等。

值得注意的是，青葙子有扩散瞳孔的作用，因此青光眼患者禁用。

谷精草辛，牙齿风痛。

口疮咽痹，眼翳通用。

谷精草味辛，辛以发散，归肝、肺经，具有疏散风热，明目退翳等功效。主要用于风热上攻于目，导致目赤肿痛羞明，目生翳膜等症。

其可清热泻火，还可用于风热头痛，齿痛，喉痹，咽痛。

白薇大寒，疗风治疟。

人事不知，昏厥堪却。

白薇味苦咸，入胃、肝、肾经，乃清虚热之药，因其味咸入血分，可退虚热，清血分实热，用于治疗产后血虚发热，骨蒸劳热。

因其归肾经，可利尿通淋，治疗热淋，血淋，还可用于治疗痈疽肿毒，蛇虫咬伤，咽喉肿痛。

因其苦寒，脾胃虚寒，食少便溏者慎用。

患者，女，20岁，沉默不语，其母亲代诉，和男朋友分手后大门不出，整天把自己关在房间里，人也日渐消瘦。

看着这位心力交瘁的母亲，我们也沉默了……人生很长，长到细数青丝过日子；人生很短，短到一眨眼便是花开花落。

小郎中跟师日记③

该怎么办呢？心病还需心药医。

老师说，走出来，困在房里只会让心关得更死，只能自己走出来，接受阳光的温暖，否则谁也帮不了她。

平时可以用玫瑰花泡水喝，不喜欢熬中药的话，可到药房买丹栀逍遥丸配合补中益气丸服用。

玫瑰花疏肝解郁。

丹栀逍遥丸由柴胡、当归、牡丹皮、栀子、芍药、白术、茯苓、甘草组成，具有养血健脾，疏肝清热的功效，还可治疗抑郁等疾病。

补中益气丸则由柴胡、当归、黄芪、人参、白术、陈皮、升麻、甘草组成，具有益气升阳，调补脾胃的功效。

人气足后，精神状态才能好。

其实药物是次要的，只能起辅助作用，关键在于自己是否能走出来。少思虑，多活动四肢，身体状况才能好起来。

母女俩的身影消失在寒风中……或许若干年后，女子终会明白，人活在世只有卸下重担，才能继续前进。

老师说，想要把自己的身体练好，必须要切断与外界的联系。川仔立马掏出手机，要交给老师。老师笑笑，没有收，反而问："真把手机交给我，到时父母要怎么联系你。和你父母讲明白，然后制心一处，把身体练壮再回家。"

我问川仔，为什么要来这里？

他说："我跟师以前走的是不平常路线，在家彻夜难眠，焦虑心烦，甚至有轻生的念头……"

原来每个人或多或少都有轻重不一的抑郁，有人选择沉默、再沉默，有人寻求解脱，有人选择寻求帮助。

上午十一点，我们又去到农场锄草，川仔也在，老师送

207

了书给川仔阅读。

老师说："带教学生要因材施教，润雅是过来学技能的，我会给你医书；川仔是过来练身体的，所以和你看的书不一样。另外我还会教川仔一些强身健体的功法，到时可以一起练。"

我："师父，我想去药房，识药辨药。"

师父："可以，选好去哪一家了吗？"

我："还没有。"

师父："需要我帮你联系吗？"

我："我先自己看看吧，就算被拒绝，我也会把它当成是成长的经历。"

从小到大，我对于自己喜欢的东西都不愿开口去要，对任何事我都会害怕、恐惧，勇气不够。现在我会有意识地开口寻求帮助。

下午我去了镇上最大的连锁药房，一进门就有销售员跟在我身后问我买什么。我说先看看。

我平时不逛药店，好奇地这儿看一看，那儿瞧一瞧，大致了解了一些市场行情，包括在当地畅销的中成药品类。

换了另外一家较大的药房，我在门口探头一看，两尊财神爷立在店内供着，我没入门就走了。

又走到一家小药店门口，我以前在他家抓过药，听过一些关于此店的负面消息，但这里不管是中药，还是中成药、西药都挺多。虽是下午，仍有很多人来这里买药。

女店主在不疾不徐地分拣中药，男店主在内间用中药机打粉。屋子里飘着药味，很好闻！

女店主一见到我，便热情地打招呼，她知道我在跟师抄方，刚抄方时她还告诉过我，写患者名字要写全名，如果只写一个字的话，很容易拿错方抓错药。

我说明来意后，立马获得了同意，因此说定明天上午八点半左右来药房认药。

在农场时，我把明天上午去药房的事与老师说了。老师笑笑说，喜欢就认真去做，上午可以不来农场，但下午必须要过来，身体健壮，四肢灵活，学知识才能够快。

我们依旧在农场锄草，老师说要在农场搭个竹屋，以储备草木灰。草木灰的待遇真好，还有专门的住处。

师父：说说七冲门吧。

弟子：唇为飞门，齿为户门，会厌为吸门，胃为贲门，太仓下口为幽门，大肠小肠之会为阑门，下极为魄门。

为什么要知道七冲门？

七冲门是人体消化吸收和排泄糟粕的七个重要关口，是食物从进入人体到排出体外必须经过的通道。

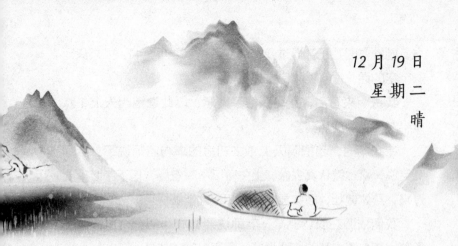

45.
白薇、青蒿、白茅根、大蓟、小蓟

　　离冬至越来越近了，冬至意味着北半球白昼最短、夜晚最长。太阳外出旅行快要到达目的地了，到达目的地后又返回来。

　　可是有些老人会在这时心脏受不了，停止跳动，去到另外一个世界。万物生长靠太阳，人也不例外，人体心阳微弱，心就不跳动了。

　　该怎么办呢?

　　嘴唇乌暗，舌下静脉曲张的老人，可在节气交替前后两三天服用保心丸，以活血化瘀，芳香开窍，护住微弱的心阳，才可安全渡过节气交替的日子。这时不仅是老人，我们也要记得在节气交替前后三天要早睡。

白蔹微寒，儿疟惊痫。

女阴肿痛，痈疔可啖。

白蔹为清热解毒药，性微寒，味苦，归心、胃经，具有清热解毒，消痈散结，敛疮生肌的功效。对于疮疡未成脓者可消，已成脓者可以促使溃脓，久溃不敛者可以促进敛口。多用于痈疽发背，疔疮，瘰疬，烫伤，手足皲裂的治疗，可煎汤熏洗患处或研粉敷于患处。

青蒿气寒，童便熬膏。

虚热盗汗，除骨蒸劳。

青蒿性咸寒，味苦，归肝胆经，为治疗疟疾之要药。

与鳖甲、知母、牡丹皮配伍，可以清虚热，治疗温邪伤阴，夜热早凉，热退无汗等。

与银柴胡、胡黄连、鳖甲配伍，可治疗阴虚发热，骨蒸劳热，潮热盗汗等。

青蒿还能解暑热，用于发热烦渴，头昏头痛；还可退黄，用于湿热黄疸；还可截疟，用于疟疾寒热往来。

茅根味甘，通关逐瘀。

止吐衄血，客热可去。

大小蓟苦，消肿破血。

吐衄咯唾，崩漏可啜。

白茅根、大蓟、小蓟，同为凉血止血药。

白茅根性寒味甘，归肺、胃、膀胱经，入血分，善除血分之热，具有凉血止血，清热利尿，清肺胃热的功效，用于治疗血热吐血，衄血，尿血，水肿尿少，热淋涩痛，肺热咳嗽，胃热呕吐等。

白茅根鲜品入药效果好，可捣汁服，清热利尿效果佳；

炒炭后多用于止血。

大蓟、小蓟皆甘苦凉，归心、肝经，均可凉血止血，散瘀解毒消痈，用于治疗咳血，吐血，衄血，尿血，血淋，便血，崩漏及外伤出血。

大蓟对吐血、咳血、崩漏下血效果明显，而小蓟则能利尿通淋，善于治疗尿血，捣烂外敷可治疗痈肿疮毒及外伤出血。

患者，女，10岁，自诉眼睛视物有黑点，医院检查诊断为飞蚊症。用滴眼液后效果不佳，听人说针灸效果好，又去做针灸，有一点效果，但易反复发作，询问该怎么办？

老师说该怎么办，不是问医生，而是该多问问自己，为什么这么年轻就得了老年人会得的病，时时刻刻拿着手机不放，看电影、上网，气血不断地往外飘，肝血都快耗没了，还不反思。

戒手机上网，戒掉电视，每天静坐一小时，然后多和大自然接触，多活动肢体，多看看蓝天白云、青山绿水。

患者点点头问，该吃一些什么药好？

老师说吃药只是辅助治疗，行动起来才是王道。

嘱患者去药店买明目地黄丸，按说明书服用一段时间。只要不过度用眼，过度消耗肝血肾精，眼中黑影自然会消失。

明目地黄丸由熟地黄、山萸肉、牡丹皮、山药、茯苓、泽泻、枸杞子、菊花、当归、白芍、蒺藜、石决明组成，具有滋肾养肝明目的作用。

义诊后我们问老师，该怎么做到宽容，是不是面对诽谤误解一笑了之？

老师说："王阳明在《传习录》中记载，谦虚其心，宏大其量。面对伤害中伤，成熟的人会忍它，让它，容它，再看它。但是这样还不够，要学会一笑置之，超然待之，智者懂得在宽容中壮大，宽容别人就是善待自己。"

我："等会去药房认药识药，有点担心会给人添麻烦。"

老师："用心去做就好，药性如人性，需用心对待。"

益顺药房入柜的药品有280味，还有未入柜的当地药材、虫类药、矿石类药、仁类药。来买药的人络绎不绝，因为这里药品齐全，不管是中药还是西药价格也都很公道。

曾姐只大我一点点，能干，做事很利索。买药的人随便报出一味中药，她都能找到，并能说出价格。分拣中药的速度很快，并且准确无误。

陈哥负责中药切片、研粉，和曾姐一样总能在准确的位置找到客人所需的药品。

曾姐称药，我负责帮忙分药，看她从药柜里拿出处方单上的药物。曾姐拿出一张处方单，让我在药格里找药，称药，分药。

我有些茫然地看着药格，动手找药才是最好的实践方法。我看着处方单，对准药格后拿药，仔细核对药品包装袋和处方单上的药一致后，才敢放在秤上称量。

见到常用的酸枣仁，给我的感觉是外形与枳椇子有点相似，但个头是枳椇子的好几倍大，壳比较硬，因此入药时要用药杵捣烂，才能更好地发挥药效。

我从来没用过药杵，杵了半天，酸枣仁的外壳都没有弄破。后来还是陈哥三两下就捣烂了，并告诉我杵药的力度要大，方向要垂直……

我喜欢称薄荷，一打开装薄荷的袋子，头脑顿感清凉，气味很好闻。

川芎上行头面，下行血海，旁开郁结。今天见到了庐山真面目，味有点苦，边缘呈黑色，气芳香，被切成了很薄的片，拿在手里软软的，润润的。

粉葛像小时候吃过的红薯丝，气味也有些像红薯，白中透着些许焦黄，拿了一小块放在嘴里尝尝，有些粉，有些甜。

曾姐、陈哥忙得顾不上和我说话。一共3剂药，我像母鸡孵蛋似的，终于拣完了。我再次查对了一下，又让曾姐帮忙查对了一遍，确认无误后，装袋交到来买药的人手里。

一个上午，曾姐像陀螺似的忙个不停。我很佩服她的能干，陈哥十一点左右出门买菜，接女儿放学，然后炒菜。曾姐让我吃完午饭再回去，我答应了。这样回去就不用再花时间做饭了。

初次和这些药打交道，一切都很新鲜，以前觉得在医院倒夜班很辛苦，但看到曾姐，我突然觉得我在医院工作的压力和辛苦都不算什么。

每一个坚守在工作岗位的人都值得尊敬，因为每一个工作岗位都有其难处，需要用心去做。

吃完午饭回来，大脑里还盘旋着一些认识和不认识的中药，药物的规格、形状、气味在我脑子里……迷糊中睡到将近四点，梦里还在抓药、分药，如履薄冰，担心自己弄错药……

醒来后我来到农场挑水浇菜，菜薹移栽后慢慢地恢复生机。玉米还没发芽，阿金忍不住刨土，发现玉米安静地在土里睡着了。既然睡着了，就不吵它，也没给它浇水。

老师说要在农场建个竹房，让川仔守护农场的一草一木。

我听后有些汗颜，反正我是不敢晚上一个人待在农场，怕冷，怕怪鸟的叫声，怕把自己吓到。

老师说他中午来农场时，发现川仔坐在椅子上，晒着太阳，睡得很沉。这足以说明，劳动、清新的空气、翠绿的蔬菜，确实有催眠的效果，当然还得加上冬日里的暖阳。

浇完水老师带我们砍竹搭竹房。

弟子：师父，理论和实践同等重要。

师父：灵胎目诵医书万卷，天士师从良医十七。

学医有两条大道：一是钻古籍研理论，二是拜师临证。理论知识和临床实践经验两方面都要足，这是学医的不二法门，也是医者必经之路。

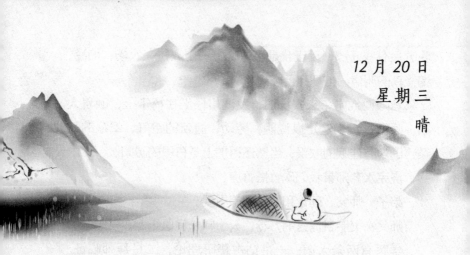

46.
枇杷叶、射干、鬼箭羽、夏枯草

有个朋友问老师的目标志向是什么？

老师笑着回答，六十岁从早到晚可看病干活，七十岁可轻松跳跃爬山，八十岁吃好睡好心情好，九十岁不会卧病在床，一百岁呢？相片不会挂在墙上。

我听后想了想，六十岁和志群道合的朋友讨论医案，七十岁和志群道合的朋友坐热气球旅游，到八十岁就不折腾了，吃好睡好精神好，除除草，弄弄花，九十岁优雅的老去，一百岁要挂在墙上被人瞻仰……

我只是随便说说，喜欢或不喜欢的，随便听听就好。

现在呢，我就安分守己，该吃饭时吃饭，该干活时就努力干活，到拣药时就用心识药，想看书写字时，就安心看书写字。

枇杷叶苦，偏理肺脏。

吐哕不止，解酒清上。

枇杷叶性微寒，味苦，归肺、胃经，可降十二经之气，因肺气肃降，则周身之气莫不服从而顺行。

枇杷叶入肺经，清肺气，降肺气，而化痰止咳，用于治疗风热燥火所致的咳嗽气逆喘急；入胃经清胃热，降胃气而止呕止噫，用于治疗胃热呕吐，呃逆，烦热口渴。

炙用可止咳，生用适宜止呕。

射干味苦，逐瘀通经。

喉痹口臭，痈毒堪凭。

射干性寒，味苦，归肺经，与金银花、土茯苓、蒲公英、鱼腥草同属清热解毒药。

因其苦寒泄降，可清热解毒，消痰利咽，用于治疗热毒痰火郁结所致的咽喉肿痛，为治疗咽喉肿痛之要药。

不管是热痰、寒痰咳喘，均可在辨证方中加入射干。

鬼箭羽苦，通经堕胎。

杀虫破结，驱邪除乖。

鬼箭羽味苦性寒，入肝经，具有破血通经，解毒消肿，杀虫的功效。用于治疗心腹疼痛，闭经痛经，崩中漏下，产后瘀滞腹痛，恶露不下，疝气，跌打伤痛，虫积腹痛，烫火伤，毒蛇咬伤等。

名方连翘散就由连翘、鬼箭羽、瞿麦、炙甘草各等分研粉，用米泔水调服，用于治疗瘰疬结核不消等。

夏枯草苦，瘰疬瘿瘤。

破癥散结，湿痹能瘳。

夏枯草性寒，味辛苦，归肝胆经，为眼科常用药，具有清热泻火，明目等功效，用于治疗目赤肿痛，目珠夜痛，肝热阳亢，头痛眩晕，高血压病。

还可散结消痈，用于痰火郁结之瘿瘤瘰疬，乳痈，乳房胀痛。

夏枯草因夏至而枯得名，可用于失眠。

患者，女，60岁，坐在诊台前自诉牙痛，满口的牙都痛，服用西药后效果不佳，听人介绍扎针效果好，也去扎针，可还是疼。

牙痛不是病，痛起来可要人命。对于我这种喜吃甜食的人来说，应当反省，因为老阿婆的今天有可能就是明天的我。

老师说，满口牙齿隐痛是由于肾虚引起的。肾主骨生髓，齿为骨之余，牙齿的功能与肾脏有密切联系，肾中精气足，则齿健发黑。

重剂起沉疴，骨碎补用至80克煮水喝。同时要养成早晚刷牙的良好习惯，勿动怒，勿吃过硬食物，少吃过酸、过冷、过热的食物。

常思牙痛苦，便知身体健康就是福。而健康的身体，需要有良好的生活、饮食习惯，豁达的心胸，宁静的情绪。

《药性歌括四百味》讲：骨碎补温，折伤骨节，风血积疼，最能破血。其性味苦温，入肝、肾经，可治疗肾虚引起的腰痛，耳鸣耳聋，牙齿松动，又善于活血疗伤止痛。

一到药房我就开始寻找传说中的骨头碎了都可以补的骨碎补，想看看它到底长什么样。

我从药格中搜寻到，发现它很普通，没有想象中那么帅气，浑身黑中还带些黄，呈细条状。拾一小片放嘴里尝尝，确有那么点苦（每个人的味蕾对酸甜苦辣咸的感觉不一样），自己尝过了就知道这味药的味道、形状，否则老师再怎么描述，我也只能去想象。就像炎热的夏天，别人向我描述空调的清凉，如果我自己不去体会，如何能够感觉到清凉。

我在拣处方中的药时，仍会挠头，那么多药格，我总是找不到位置。曾姐安慰我说多抓几次药就能记住了，要对自己有信心。

来买药的多是老年人，降三高的西药销售很快，这说明老年人高血压、高血糖、高血脂越发常态化。

护心药、健脾胃药、舒筋壮腰丸销售也很好。久坐、久视所导致的疾病，也很常见。

竹林里，老师砍竹，我们负责配合把竹拉来。老师见我用竹尖对着自己，马上叫停，并纠正了我的错误行为，锋利的竹尖可能会不小心伤到人。安全意识要时时记在心中，比健康养生更重要。

刺树下，老师用铲挖坑，立竿。阿金说以前在公司上班时，广告牌都是由他爬梯立起，捆绳的事就交给他吧！

于是他爬上了人字梯，可这树上有刺，他小心翼翼地用手折细刺树枝。

我："你这是怕刺划伤脸吗？"

阿金笑笑不语。老师在砍刺树，站在刺树下的我急忙闪开。

阿金说："你不也怕刺树伤到吗？"

我："是啊，刺树倒过来，我不跑，等刺树也砸到我吗？"害怕伤到自己，避开属于本能反应。

川仔在外围耐心地用锄头锄草。烨姐通过一本《四君子》找到了五经富，现在正和我们一起给菜浇水。

我很佩服她的勇气，当心中有梦想时，不畏惧千辛万苦，就算没地址，也可由老师的书指引来到这里。

我忽然想到，人生就是一场难得的修行，想到了就努力去做，就算结果不尽人意，但至少自己努力地做过……

老师说，我们要偶尔吃吃苦瓜、苦笋、苦茶，让自己的身心清净。偶尔也可以吃吃甜点，在苦中寻点乐，寻点甜。人生只有真正地经历过酸甜苦辣，才能够让自己丰满。

另外不要害怕犯错，每个人生下来都会犯错，知错要能改才好。

弟子：师父，任何一种疾病在治疗过程中都会发生变化，我们怎么做才能更好地解决患者的痛苦呢？

师父：观其脉证，知犯何逆，随证治之。

原来医圣张仲景早在《伤寒论》中就告诉了我们，医者要依据病情变化，随时进行调整，才更有利于疾病的治疗。

47.
卷柏、马鞭草、鹤虱、白头翁

韩愈说，世有伯乐，然后有千里马，千里马常有，而伯乐不常有。

千里马属于上等马，它看到鞭影，立马就跑。中等马呢？打一下走一下，不打就不走。下等马呢？就算用鞭使劲打，它也一动不会动，拼命吃完后便倒头睡，等待被人宰割。

古人讲，朽木不可雕也，又讲，扶不上墙的阿斗。人与人之间的差别，在于对待处理事情的态度。

卷柏味辛，癥瘕血闭。

风眩痿躄，更驱鬼疰。

卷柏有千年不死草之称，可以休眠，就算多年无水，枝枯叶黄，生命力依旧旺盛。

其性味辛平，归心、肝经，具有活血通经，化瘀止血的功效，用于治疗吐血，便血，尿血，崩漏等各种血证；可化痰止咳，用于风寒犯肺所致的咳嗽咳痰，鼻塞，流清涕，还可用于经闭痛经，跌打损伤。

生卷柏微寒，能破血通经，治疗癥瘕淋结。炙则辛温，能止血，可用于治疗脱肛。

马鞭味苦，破血通经。

癥瘕痞块，服之最灵。

马鞭草性微凉，味微苦，归肝、脾经，具有清热解毒，利水消肿，活血散瘀的功效，用于治疗外感发热，湿热黄疸，水肿，痢疾，经闭，癥瘕，痈肿疮毒，牙疳等。

妇人血气肚胀，月经不调，都可在辨证方中加入马鞭草。新鲜的马鞭草捣烂敷患处，还能治疗跌打损伤。

因其性味凉苦，脾阴虚、胃气弱者禁用。

鹤虱味苦，杀虫追毒。

心腹卒痛，蛔虫堪逐。

鹤虱味苦，性辛、平，有小毒，归脾、胃经，可杀虫消积，用于治疗蛔虫病，蛲虫病，虫积腹痛，小儿疳积。

张锡纯讲，鹤虱配合醋煎服，可治疗牙虫疼痛。

白头翁寒，散癥逐血。

瘿疟疝疬，止痛百节。

白头翁性味苦寒，苦寒则泄降，虚寒泻痢者忌服，归胃、大肠经，为治疗胃肠湿热，血分热毒，血痢之要药。具有清热解毒，凉血止痢的功效，可用于阴痒带下的治疗。与黄连、黄柏、秦皮配伍，可治疗热毒血痢。

另外，在完带汤里加入白头翁、火炭母、败酱草，可治疗妇人阴痒，带下黄浊。

患者，女，30岁，自诉失眠健忘，没有精神，口舌生疮。

老师把完脉后说："你这是忧愁思虑太过，暗耗阴血，使心肾亏少，阴虚血少，虚火内扰，从而出现一系列症状。你平时是不是大便干结，手足心热，人也虚烦。"

患者点头说："服过逍遥丸，效果不好，不想煎药喝太苦了，有没有中成药，方便携带，我的工作需要经常出差。"

老师听后让他去药房买中成药天王补心丹，并叮嘱他遇事别往心里搁，别和自己较劲，更别钻牛角尖。

人之所以会生病不开心，觉得累，并非因为拥有太少，恰恰是因为要求太多，期望太高，背负了太多本可以丢下的人和物，从而让自己越走越累，越来越不堪重负。

要学会放下执着，分别是非，这样人才会轻松。这话不仅是讲给患者听，更是讲给我们听。

人生要学会做减法，让自己轻装上阵，地球不会因为少了任何一个人而停止转动。

天王补心丹有人参、茯苓、玄参、丹参、桔梗、远志、当归、天冬、麦冬、五味子、朱砂、柏子仁、酸枣仁、生地黄组成，具有滋阴清热，养血安神的功效。

补心丹用柏枣仁，二冬生地当归身。

三参桔梗朱砂味，远志茯苓共养神。

生地黄入心肾，可滋阴养血，壮水以制虚火。

天冬、麦冬，滋阴清热；酸枣仁、柏子仁，养心安神；当归补血润燥；玄参滋阴降火；茯苓、远志，养心安神；人参安神益智；五味子酸敛心气；丹参清心活血，使补血药补而不滞；朱砂镇心安神；桔梗载药上行，使药力缓留于心经。

药房里，我们又开始忙碌，我仍是站在药柜前，或仰头，或蹲下，查看药物的归格。在繁忙忙中抽出药屉，观看药物的形状。

连翘、栀子、金樱子，都是鼓着大肚皮，两头小中间大，但无论从颜色外观，还是腹中的子来看，都有极大的区别，很方便辨认。

捡过木香、郁金，手中就会留下这两味药的余香……

一位阿姨过来说是血糖偏高，要测一下血糖。曾姐拿出血糖仪，认真地把采血针装在血糖仪上面，手中指两次消毒后，再刺血测血糖，数值为 9.8mmol/L。餐后两小时血糖确实有点高。

曾姐未给她推荐降糖药，而是告诉她合理膳食习惯。边说边认真地把一次性采血针包好，垃圾分类处理，血糖仪归于原位。

我明白一家小店面生意好，不是因为药品销售的低价格，而是用心地去做每一件事。卖药但不推销药。

农场的竹架已搭好，顶上要铺上油布，防止雨水的侵入。

阿金说华姐太厉害了，坐这么久的车来到这里。

我说："是啊，我从湖南坐了十几小时的硬座来到这里，你从广西来到这里，这叫有缘千里来相会，无缘对面不相识。"

老师则说："现在网络上有一句流行语，叫'世上最遥远的距离并不是你在地球这边，我在地球那边，而是我在你的身边，你却在低头玩手机'，这叫真心可以跨越一切障碍。"

提起手机，阿金说："现代人手机不离手，去商店购物吃东西都可以用手机转账付款，小偷扒手都下岗另外谋生了。"

小郎中张师日记③

是啊，手机的使用为我们提供了生活上的便利。然而有利必有弊，长时间的使用手机，又引发了多少不可忽视的"手机综合征"。

多亲近大自然，减少欲望，恬淡地去生活。

弟子：师父，人在田里干活，呼吸清新的空气，觉都会睡得安稳。

师父：广厦千间供人看，一觉安眠人受用。

再金碧辉煌的高楼，也比不上安稳稳的好睡眠。

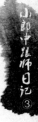

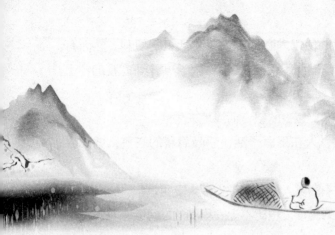

48.
墨旱莲、山慈菇、榆皮、钩藤

旱莲草甘，生须黑发。

赤痢堪止，血流可截。

旱莲草即墨旱莲，性寒，味甘酸，《本草纲目》记载：取其汁涂眉发，生速而繁。

甘酸性寒墨旱莲，归经肾肝补肝肾。

肝肾阴虚头晕遗，须发早白腰膝酸。

墨旱莲能补肾益肝，对因肝肾虚弱而引起的头发早白或腰膝酸痛有很好的疗效。

因其味酸能收敛杀虫，消肿止痒，与蛇床子、艾叶、苦参配伍，煎水外洗，有很好的止痒效果，可治疗风、湿、热阻于肌肤所致的阴痒。

又因其汁黑像墨，可止血凉血，常用于肝肾阴虚，肝火亢盛导致的出血证。对于刀割伤而导致的出血，单味旱莲草捣烂外敷于伤口处，血可立止。

慈菇辛苦，疗肿痈疽。

恶疮瘾疹，蛇虺并施。

山慈菇为兰科植物，归肝、脾经，具有清热解毒，化痰散结的作用，用来治疗疮痈疔毒，瘰疬痰核，蛇虫咬伤，还可用于癥瘕痞块，风痰癫痫的治疗。

现代研究表明，山慈菇含有秋水碱等多种生物碱，临床多用于癌症的治疗。

榆白味甘，通水除淋。

能利关节，敷肿痛定。

榆白皮性微寒，味甘，归肺、脾、膀胱经，具有利水通淋，祛痰消肿的功效，用于治疗小便不利，淋浊带下，咳喘痰多，失眠，内外出血，还可用于治疗难产，胎死不下，痈疽瘰疬，疥癣。

榆白皮、山药、党参各15克，白果8个，升麻、柴胡各6克，用于治疗体虚带下。

钩藤微寒，疗儿惊痫。

手足瘛疭，抽搐口眼。

钩藤为平肝息风药，性凉，味甘，归肝、心包经，具有息风定惊，清热平肝的功效。

与天麻、石决明、怀牛膝配伍，治疗肝火上攻之头痛眩晕。

还可清心包之火，泻肝经之热。与羚羊角、白芍、菊花配伍，治疗小儿急惊风，壮热不退，手足抽搐。

患者，女，30岁，开口就说，我要增肥。

现在冬天天气比较冷，身上没有肉，只有一副骨架，难以抵住寒凉。身体在羽绒服里，显得有些空荡。

老师给她把脉，排除了病理性疾病所导致的消瘦。于是用四逆散加四君子、四物汤、黄芪各20克，肉桂3克，陈皮3克。3剂。并嘱其心宽体胖，遇事不骄不躁。

四逆散（柴胡8克，白芍10克，枳壳5克，炙甘草5克）可疏肝解郁，让其心放宽。

四君子（党参10克，白术10克，茯苓10克）可补其气。

四物汤（熟地黄、当归、川芎、白芍）补其血。

黄芪、肉桂可补气温阳。

陈皮可防止补药壅滞在胃肠，防止滞补。

平时可用蜂蜜、饴糖、阿胶各1000克熬膏，每次10克，每日服用3～4次，长期服用可以让身体长得壮实。

饴糖、蜂蜜可补中益气，润肠通便；阿胶养阴补血。

前段时间回家发现我初中男同学胖了很多，是因为吃了阿胶。本来买阿胶是要给坐月子的媳妇吃，媳妇嫌阿胶气味不好闻，拒绝吃。

于是男同学就把买下的阿胶全部吃了，结果鹅蛋脸变成了圆饼脸。

阿胶甘平质润，为血肉有情之品，补血滋阴的效果很好。

张爱玲说，白玫瑰是圣洁的妻，红玫瑰是热烈的情妇，娶了红玫瑰，久而久之，红的变成了墙上的一抹蚊子血，白的还是床前明月光。娶了白玫瑰，白的便是衣服上的一粒饭粘子，红的却是心口上的一颗朱砂痣。

体重对于现代女性来说，一直是一个纠结的话题。胖的想变瘦，瘦的想变胖。

对于一到冬天身体就容易囤脂肪的我来说，夏天能否穿上往年的裤子是我关心的话题。

今天是冬至，老师又叫我们一起去大姨丈家吃包粄。

自己田里种的萝卜做出来的包粄感觉特别甜，蘸上小美炒的酱，让我又多吃了两个。明年夏天得重新买裤子了。

药房里我尝着煲汤用的黄芪片，有点豆腥味，又有点甜。曾姐说用这种大片的黄芪煲出来的汤，很香。

我这里有一款中药清补凉，由黄芪、党参、茯苓、沙参、枸杞子、大枣、玉竹、海椰子组成，特别受当地百姓的喜爱。

正说着一位阿姨拿了六包清补凉过来结账，我忍不住问阿姨，为什么买这么多。

阿姨见我说普通话，便告诉我，当地人喜欢煲汤，用清补凉煲出来的汤口感很好，小孩子也爱吃，价格也很实惠。

曾姐说："清补凉中每味药的用量都是平的量，下次我们包药的时候，我写出来，你来拣药。"

期待……

午饭是陈哥煲的中药汤，牛大力煲猪腿骨，特别清香。牛大力太年老了，嚼不烂。

记得老师讲过，牛大力可以治疗腰肌劳损，风湿关节痛，老人遗尿，还可用于男子遗精，女子体虚白带。

牛大力又称倒吊金钟、大力薯，根薯应入冬，现在才采摘煲汤喝，应了"食其时，百骸理"这句话。

农场里，烨姐在挑水浇菜，川仔除草，我们随老师在田里割草，有暖阳做着天灸，不多久就出汗了。

我说："我待在住的地方，身上冰冷，一到田里干活就热得出汗。"

老师说："坐着不动是冬季，下田干活是夏季，干活前热身是春季，干完活后是秋季。每一天，我们都在过着四季。"

老师又说："我明年计划把我的生活片段、识药认药、义诊等，拍成小视频分享给大家。"

嗯，视频比文字更容易让人接受。

弟子：师父，服药的时间与方法对疾病的治疗也有很大的影响吗？

师父：病在胸膈以上者，先食后服药；病在心腹以下者，先服药而后食；病在四肢血脉者，宜空腹而在旦；病在骨髓者，宜饱满而在夜。

《神农本草经》告诉我们，特殊的疾病有特殊的服药时间，我们只有遵循古人对我们的告知，才能帮助病人恢复健康。

49.

豨莶草、辛夷花、千金子、海桐皮

老善人说，认不是生智慧水，水能调五味，合五色，随方就圆。人的性子如果能练得像水一样，那就成道了。所以古人说，上善若水。

人的本性是什么？面对错误，我们很多时候不是去承认错误，而是借助谎言希望圆满这个错误，逃避抑或推卸。

而老善人却告诉我们，要勇于承认自己的不是，要勇于担当错误所产生的后果。

豨莶味苦，追风除湿。

聪耳明目，乌须黑发。

豨莶草为祛风湿热药，性平，味微苦，归肝、肾经，具有利关节，祛风湿的作用。用于治疗风湿痹痛，筋骨无力，腰膝酸软，四肢麻木。

因其性寒，更适用于风湿痹痛偏热者。

又其可祛风湿，通经络，常用于中风半身不遂的治疗。豨莶草还具有清热解毒的功效，用于风疹，湿疹，湿疮的治疗。

现代研究发现，豨莶草还可以降血压，用于治疗高血压头痛眩晕。

制后可补肝肾，用于半身不遂，筋骨无力的治疗。

辛夷味辛，鼻塞流涕。

香臭不闻，通窍之剂。

辛夷，又称木笔花，像一根笔管在顶端结出一朵花，储足一个冬天的能量，然后在百花齐放的春天绽放。

其归肺、胃经，性温，味辛，辛能发汗，能行气血，能发散祛寒湿，有散风寒，通鼻窍的功效，常用于风寒头痛的治疗。

对于鼻塞，鼻衄，不闻香臭，头痛者，老师常在辨证方中加入苍耳子散，而苍耳子散（苍耳子、辛夷花、白芷、薄荷）中，辛夷花起到了不可替代的治疗作用。

续随子辛，恶疮蛊毒。

通经消积，不可过服。

续随子，又称千金子，性味辛温有毒，归肝、肾、大肠经，具有破血消积，疗癣蚀疮，泻下逐水的功效，用于治疗妇人血瘀经闭，癥瘕积聚，顽癣，赘疣，恶疮肿毒，二便不通，水肿，痰饮等。

因其有毒，不可过量长时间服用。外敷可治疗痈疮肿毒，毒蛇咬伤。

海桐皮苦，霍乱久痢。

疥蟨疥癣，牙痛亦治。

海桐皮与豨莶草同属于祛风湿热药，前者性味苦辛，归肝经，具有祛风湿，通络止痛的功效，用于治疗风湿痹痛，肢体麻木，跌打损伤；还可杀虫止痒，用于治疗虫牙疼痛，疥癣，湿疹等皮肤疾病。另霍乱导致的上吐下泻，也可在辨证方中加入海桐皮。

患者，男，60岁，自诉大便解不出来，用过大黄、番泻叶、火麻仁等，均疗效不佳。

看着他如数家珍地讲出这么多种通便的中药，我们听了都自愧不如。患者吃了这些中药，刚开始有效，时间久后就如泥牛入海，不见踪影，大便还是难以解出来。

患者用怎么办的眼神求助于老师，我也用怎么办的疑问求助于师父。大家都看着老师。

老师哈哈一笑说："仙人揉腹法你们忘了吗？"

是啊，不是还有仙人揉腹法吗？不是还有喝完蜂蜜水后，背后七颠百病消吗？既然中药不行，就不要拘泥于用什么药，而是通过自身锻炼来治疗疾病，提高自身的身体状况。

当百药无效时，患者要反思自己的生活饮食习惯及情绪问题。仙人揉腹法，配合清淡饮食，心情舒畅，哪有难治的便秘，难的是坚持揉腹，难的是坚持清淡饮食，劳逸适度……

义诊后，我们一同返回。

路上老师说："今天的'今'加上一点后，变成命令的'令'，只有每天努力一点，明天才可能有资格指挥别人。而'舒'字则是由舍与予组成，也就是说只有自己舍得给予他人，心灵才能成长。"

233

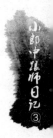

我想到了，予人玫瑰，手留余香。当我们不断地付出，做自己力所能及的事，一定会有意想不到的收获。

药房里，我在拣药。曾姐仍是和来买药者沟通，并跑上跑下地拿药。陈哥也在忙着拣中药。

一位老阿婆颤颤巍巍地走进店里，对曾姐说："闺女，我膝盖骨疼，有没有止痛的膏药？"

曾姐绕到柜台里面，拿了一盒膏药给她。

老阿婆从口袋里慢慢地掏出钱，打开装钱的塑料袋，付了钱说："闺女，人老了不中用了，麻烦你帮我把膏药贴到膝盖上吧。"

曾姐放下手中的活，蹲下身给这位老阿婆贴膏药，没有一丝的不耐烦。众人都看在眼里。曾姐送走了阿婆，又继续忙活着。

我把中药拣完，按例查对着每一味中药，这是给人治病的药，不能因为我的过失而伤害到无辜之人。

手中的处方字迹稍有潦草，我还是找曾姐过目。曾姐核对时发现，金钱草被拣成了金银花。

我问怎么办？曾姐说，重新拣吧！我听后很自责，曾姐说："刚开始拣药，犯错是不可避免的，改过来就好，没事，重新拣吧。"于是，我又重新对照处方拣药。

我时常告诉自己不要犯错，可还是出错了。在医院上班时就知道用错药、挂错输液瓶的严重性，一张处方上的每一味中药，都不能疏忽大意！

农场里，我们给蔬菜浇完水就准备回去，晚上还要去龙尾义讲。

森哥给我们送来一蛇皮袋的甘蔗。老师带我们把甘蔗尾埋在地里，等待它长出甘蔗，然后又让我们领甘蔗回去。

今晚老师讲的是小儿懒惰论。

俗话说：动一动，少生一病痛。懒一懒，多喝药一碗。这句话不仅对小孩是忠告，对于成年人、中年人、老年人来说，也是永不过时的忠告。

第一条，因湿而懒，要多运动，而因懒而湿，同样要多运动。

第二条，肥人多痰，瘦人多虚火。肥胖的人喜欢久坐，睡懒觉，痰湿多；而瘦人则容易焦虑着急，容易上火。

第三条，脾主运化，为湿困，不爱动，当蛇吃饱吃撑后，就不愿意动，意味着要冬眠了，而人吃饱吃撑后，就喜欢睡觉。

我们人类与动物的区别之一就是不能冬眠。因此，要在饮食上控制，常吃七分饱，胜服调脾剂，管住嘴，迈开腿，为身体健康加油。

第四条，久坐生湿，湿生痰。

第五条，睡懒觉，打呼噜。肥胖的人，睡觉就容易打呼噜。

有些人的呼噜声可以用震耳欲聋来形容，都是因痰湿引起，时间久后可引发各种疾病，因此平时要清淡饮食，忌吃油腻食物。

第六条，饱食伤脾，福中含祸。俗话说，少吃多滋味，多吃少滋味，饱食就无滋味，好吃不多吃。

第七条，熬夜打游戏，打游戏会伤到肝，因为久视伤肝血。

第八条，鱼生痰，肉生火，青菜豆腐保平安。

第九条，治懒先治湿，湿祛懒自愈。人会懒惰是因为体内有湿，通过锻炼可以让人去除懒惰。

第十条，《弟子规》：朝起早，夜眠迟。早睡早起，没病惹你。顺应大自然的规律，当太阳升起来的时候，人就要起床。

一个家庭要想兴旺，必须具备三点。

第一，早起。

第二，锻炼。

第三，读圣贤书。

12月24日
星期日
晴

50.
石楠藤、大青叶、侧柏叶、槐实

《古今谭概》中讲述了这样一则故事：翠鸟为了避免灾祸，开始时往往把巢筑得很高。

小鸟孵化出来以后，翠鸟非常喜爱它们，生怕它们不小心掉下来摔坏，于是就把鸟巢移低一些。

等小鸟长出了羽毛，翠鸟更疼爱它们，于是又把鸟巢移得更低，这样人们轻而易举地就把小翠鸟捉走了。

现在社会很多家庭中只有一个孩子，因此父母对待这一个孩子，真是含在嘴里含怕化掉，捧在手心怕碎掉。殊不知过分溺爱，反倒会害了孩子。

孩子终究要成长，要独自面对社会上的困难和危险，因此父母更应该让孩子学会独立自主，这也是老师常说的温室里长不出参天大树，花盆里养不出耐寒的花草。

石楠藤辛，肾衰脚弱。

风淫湿痹，堪为妙药。

石楠藤性平，味辛苦，归肝、肾经，为祛风湿，强筋骨药，具有祛风湿，止痒，益肝肾的功效，用于治疗风湿痹痛。

与牛膝、络石藤、枸杞、狗脊配伍，可治疗肾虚腰痛，脚膝痿弱。与川芎、白芷配合，则可治疗头风头热。与桔梗、紫菀、桑白皮配伍，可治疗感冒咳嗽。

大青气寒，伤寒热毒。

黄汗黄疸，时疫宜服。

大青叶为板蓝根的叶子，性味苦寒，归心、肾经，具有清热解毒，凉血消斑的作用，用于治疗热入营血，血热毒之高热神昏，斑疹吐衄，还可用于疠腮，喉痹，口疮，丹毒，痈肿，肝热郁久后手脸发黄等。

与大青叶、茵陈配伍，可退黄浊。

侧柏叶苦，吐衄崩痢。

能生须眉　除湿之剂。

侧柏性寒，味苦涩，具有凉血止血，化痰止咳，生发乌发的功效。可用于吐血，衄血，便血，崩漏下血，血热脱发，须发早白。

其止血多炒炭用，化痰止咳宜生用。

槐实味苦，阴疮湿痒。

五痔肿痛，止血极莠。

槐实性味苦寒，归肝、大肠经，具有清热泻火，凉血止血的功效，用于治疗肠热便血，痔疮肿痛出血，肝热头痛。

与地肤子、苦参、百部配伍，煮水清洗外阴，可治疗阴部瘙痒，痔疮肿痛。

患者，女，30岁，自诉失眠，人会莫名其妙地烦躁，脖子也僵硬。

老师把脉后告诉她，要少思虑，勿久坐不动，颈部疼痛可以做"米"字操。

四逆散加炒枣仁10克，夜交藤10克，鸡血藤20克，水煎睡前温服。

酸枣仁、夜交藤，具有养心安神的功效，能促进睡眠。炒过的酸枣仁较生枣仁安眠效果为佳。鸡血藤通经络，具有活血补血的功效。

睡前温服，有助于睡眠的安稳。

义诊结束后我们在金君悦宾馆等坤哥的车子，随老师去东莞清溪联升小学义讲，内容为《中医与家庭教育》。

当得知陈老师也会随我们一同前往时，心中有一丝窃喜。陈老师是我崇拜的偶像，他学富五车，才高八斗，以前只闻其名，不见其人，现在终于可以见到了。

小美形容其温润如玉，芳姐形容其真正的修行者。

车子匀速地行驶在公路上。

灰寨路边，陈老师正静静地等待，给我的感觉是很平凡瘦小。

相互问候之后，我们静静地……

坤哥说车子在高速路上行驶，要比在乡村小路省力省油，人也不易疲劳。其实我觉得人也一样，跑步的时候均速前进，要比速度不均时更有耐力与持久力。每天坚持读一篇文章，比三天打鱼两天晒网收获更多。

经过了近 4 小时的车程，终于到达了目的地。我们先去陈老师的书法工作室，里面的学生，或用毛笔练字，或在磨墨，或几人凑一起轻声评论作品的优缺之处。

上到二楼，左右两个书架，里面有《论语》《四书》《五经》《三字经》……

墙上挂着各种字体的毛笔字，当我得知这些作品均源于学生之手时，心中感慨，陶老师写有一手好毛笔字，年轻有为，培养出的学生也很出色。

陈老师着迷于针灸，去过任之堂，业余时间看《黄帝内针》，为学生的家长用九针治病，结合自己的针灸心得，效果甚捷。

发现一本好书，每天只看几页，害怕短时间把书看完后就没得看，这属于熟读深思读书法。而我拿到一本喜爱的书，就开始挑灯夜读，恨不得一口气把它读完。

提到扎针心得，陈老师说他家隔壁有一位 40 多岁的女性，中风，现一侧偏瘫，用针刺的方法恢复得不错。可她最近与老公大吵一架后，身体状况又回到原点，现在用针刺的方法也收效甚微，想看可否用中药调养。

才 40 多岁就中风偏瘫。若其心性不改，神仙也救不了。

老师说可以让她过来把把脉，看看情况。

我看到这位患者时，感觉比我想象中还要苍老许多。白发中夹着少许青丝，右边肢体要想活动需要借助左手。

待坐定，老师为其把脉，见病知源，什么样性格的人就会得什么样疾病。老师让她勿和别人较量，勿和自己过不去，心量放宽。

然后处以活血通经络，温阳补气之药。再叮嘱她平时可用右手练习抓核桃，抓黄豆，每天要有足够的肢体功能恢复锻炼。

中午，联升学校校长陪同我们到素食馆进餐。

陈老师走路脚有点不利索，本想过问一下，但还是忍住了。在车上陈老师给踇趾点药时，发现他还真受伤了。陈老师说，身体某个部位受伤，也是身体气机疏泄的一种方式。

当我们谈到刚才那位中风的患者时，陈老师说，女强人如果对别人强，则自己受伤，如果是不断地要求自己，让自己强大，收获最大的是自己。

我想起以前老师说过的好道理与坏道理：用语言要求别人，而自己不实践就是坏道理；好的行为只针对自己，并让自己践行出来，就是好道理。己所不欲，勿施于人。

联升小学规模较大，一入校园桂花飘香，沁人心脾，让本昏昏欲睡的我为之一醒。现在这个时候，浏阳市区也应该是桂香之城吧！

太阳暖暖的，晒着人很舒服！下午两点半，《中医与家庭教育》的宣讲在操场上正式开始。一千多张椅子，一千多位家长，一起在暖阳下汲取精神食粮。

一、孩子的阳光人生（理念）。

第一条，快乐的心是疗伤圣药。

老师用漂流、泼水节来说明，当孩子们用一颗快乐的心去做事时，身体内的每一个细胞都是快乐的。

如果身体处于快乐中，那么人就不会有任何疾病。而当我们心情忧郁不展时，一场雨也会让人感冒发热。孩子在雨中快乐地玩耍是不会生病的。

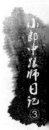

第二条，知足的心是成长的肥料，淤泥里可长出红莲。

破旧的家具也能培养出圣贤，要拥有一颗知足的心。命运向来不公，有的人生而富贵，有的人自幼贫弱。拥有一颗知足且坚韧不拔的心，可抵御世间凉薄！

第三条，惜福的心是幼苗的雨露。

战乱、灾难、别离、失学、残疾、生病、死亡……每每在电视新闻里看到这些，都会感叹我们现在所拥有的一切是那么的幸福。

第四条，勇敢的心能为花儿松土。

出身和起点的差别，境遇和现实的残酷，决定了命运的不公和当下的无奈。但我们必须拥有阿甘的精神，勇敢地去面对眼前的困难，面对未知和已知的困难。

第五条，善良的心为鲜花绽放提供最适宜的温度。

艾灸、棉衣、姜茶，暖一时之寒，真善美的话暖一辈子之冷。良言一句三冬暖，恶语伤人六月寒。我们要拥有一颗善良的心，说真善美的话……

二、快乐阳光健康守则（行为）。

三、圆运动的阳光体操（运动）。

……

阳光暖暖地为每一个人做着天灸，微风夹着桂花香飘过来。一千多位家长安安静静地听着老师的分享。

后来得知，校园的行政主管为听老师讲课，在阳光下站了2小时。我为这位主管的好学之心点赞。

车子行驶在返回的高速路上。陈老师给我的感觉就是静，很安静。有一种让人靠近后，浮躁的心能够自然而然就安静下来的气场。一整天下来，让我明白"师父"这个称呼不仅仅是说说而已，而是一声从内心深处所发出的称呼，这种称呼是对师父的敬畏。

很感谢上天安排出现在我生命中的每一个人，因为他们的出现让我不断地反省自己，提升自己。

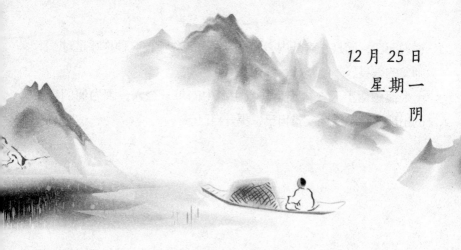

51.
瓦楞子、棕榈子、冬葵子、淫羊藿

　　陈老师说，传承最核心的一点是笔不落空地不断记录，这样学识才可以一步步地往上提升。把以前的知识格式化，只专注于此刻，用心地记录，并加以整理，使其成为自己所需要的精髓。

　　一棵大树的成长需要过程，一个人的成长也需要过程。笔耕不辍地记录，也是学习成长的过程。当过程一步一个脚印落实时，结果也必定是喜人的。

　　瓦楞子咸，妇人血块。

　　男子痰癖，癥瘕可瘥。

　　咸能软坚散结，能润下，咸还可入肾，因此瓦楞子具有消痰化痰，软坚散结的功效。用于治疗痰火郁结之瘰疬瘿瘤，顽痰胶结，黏稠难咯者。

瓦楞子长在海里，而我们的胃称为水谷之海，因此，瓦楞子可制酸止痛，用于治疗胃痛泛酸。

值得注意的是，消痰化瘀，软坚散结宜生用；煅瓦楞子则制酸止痛效果好。

棕榈子苦，禁泄涩痢。

带下崩中，肠风堪治。

棕榈子属收敛止血药，性味苦涩，归肝、肾、大肠经，具有收敛止血，止泻止带的功效。

临床用棕榈炭可治疗多种出血而无瘀滞之证，如吐血，衄血，尿血，便血，崩漏，久泻久痢，妇人带下等。

因其收敛止血之力较强，故出血兼有瘀滞者不宜使用棕榈炭，恐有闭门留寇之嫌。

冬葵子寒，滑胎易产。

癃利小便，善通乳难。

冬葵子性寒凉，味甘涩，归大肠、小肠、膀胱经，可清热利尿，下乳润肠。用于治疗，淋证水肿，尿闭，妇人乳汁不通，乳房胀痛。因其可润肠，故还可治疗便秘。

因其寒润滑利，脾虚便溏者及孕妇慎用。

淫羊藿辛，阴起阳兴。

坚筋益骨，志强力增。

淫羊藿，又称仙灵脾、三枝九叶草，为补虚药。

其性温，味辛、甘，归肝、肾经，具有补肾阳，强筋骨的功效，用于治疗肾阳虚衰，阳痿遗精，筋骨痿软。还可祛风湿，用于风寒湿痹，麻木拘挛者。

老师用淫羊藿、小伸筋草，治疗腿脚抽筋，效果非常好。

患儿，男，6岁，其母代诉，孩子睫毛毛囊红肿热痛。我们探过头去一看，原来孩子右眼外眼角红肿突起。

这个我知道，小时候也得过，说是长"挑针"，奶奶用一根绳子系在我的中指上。不记得是哪个眼睛，也不记得系在哪个手上，只记得眼皮红肿疼痛，很难受。

老师说这是麦粒肿，去中药店买双黄连口服液，喝上一两天就好了。

上次手足口病用双黄连口服液，这次麦粒肿还是用双黄连，此是因为诸痛痒疮皆属于心。双黄连口服液具有疏风解表、清热解毒的功效，主要成分有金银花、黄芩、连翘，而此三药皆入心经，具有清热泻火的作用。

双黄连口服液的用途大着呢，只要对证可不拘于各种病名。

待我八点半赶到药房时，里面已经很热闹了，买药的人熙熙攘攘地拥在柜台前。陈哥正在拣中药，曾姐在出售西药。

曾姐见我来了就说："称50克的太子参给这位大姐，就在秤边上。"我当时没听清是太子参，但听到了是在秤边上。边称还边想麦冬挺细挺长的。装好袋子，我把太子参归到了麦冬的药格里（把太子参当成了麦冬）。

一个上午所抓的处方单上都没有麦冬这味药（如果有或许我会发现这是太子参，亦可能当成麦冬抓到药剂里，感觉有些庆幸）。太子参很安静地在麦冬的药格里躺着，无人扰它。

吃完饭我回到住处，三点多时曾姐微信我。我还一头雾水，太子参？什么太子参？没见过啊！（一直把太子参当成麦冬）。

经曾姐提起，我才想起确有此事，后来在麦冬药格里找到，我松了一口气，曾姐也松了一口气。这丢失药材非同小可，人品问题……想想我都为自己捏一把汗。

前两天把金钱草拣成金银花，这次把太子参当成麦冬，汲取教训吧！

阿金要搬到建龙围去住，老师带我们去帮阿金收拾新住处。建龙围环境很好，很安静，房子也很古朴。阿金说这里很适合她。

嗯，适合自己就好。

房内的杂物很多，要腾出一间房子出来还是挺容易的。杂物挪出或分到别的房间里，扫把轻扫，但仍灰尘飞扬……

《万病之源》在台湾发售了竖版正体字，挺好！

一切都是最好的安排！

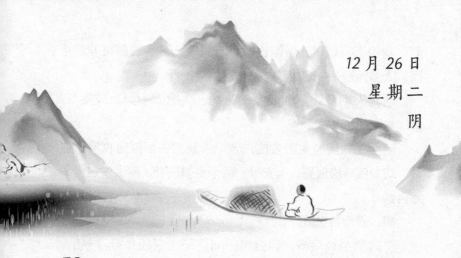

52.
松脂、覆盆子、合欢皮、金樱子

人问，何为友？

禅师示，友分四种。

一如花，艳时盈怀，萎时丢弃。

二如称，与物重则头低，与物轻则头仰。

三如山，可借之登高望远，送翠成荫。

四如地，一粒种百粒收，默默承担。

我看后默默地低下头，第四种朋友在哪里？但想着五湖四海皆兄弟，三山五岳皆朋友，我又释然了。

松脂味甘，滋阴补阴。

祛风安脏，膏可贴疮。

甘可益利生肌肉，可缓急，能入脾，健脾胃。

松脂是由松类树干分泌出的油脂，在空气中呈黏液或块状固体，含有松香和松节油。炮制后常温下呈不规则、大小不等的半透明块状，表面黄色，质坚而脆。

松脂性温，味甘，入肝、脾、肺经，具有燥湿杀虫，拔毒生肌止痛的功效。研末后常用于治疗疮痈，湿疹。

覆盆子甘，肾损精竭。

黑须明眸，补虚续绝。

金樱子涩，梦遗精滑。

禁止遗尿，寸白虫杀。

覆盆子、金樱子均为固精缩尿止带药，入肾、膀胱经。

覆盆子具有益肾固精缩尿，养肝明目之功，能够治疗肾虚不固所导致的遗精滑精，尿频，肾虚阳痿早泄，又能益肝肾明目，治疗肝肾不足，目暗昏花。

金樱子性味酸甘涩，入肾、膀胱、大肠经。与芡实配伍称为水陆二仙丹，用于治疗肾虚遗精滑精，遗尿，尿频。水陆二仙丹，再配上人参、白术，则具有涩肠止泻的作用，用于治疗久泻久痢。

把金樱子、乌梅、醋一起煮水服用，可让肚子里的虫排出体外。

熟透的金樱子是童年的回忆。

合欢味甘，利人心志。

安脏明目，快乐无虑。

合欢皮性味甘平，归心、肝、肺经，善于疏肝解郁，悦心安神，用于治疗情志不遂、愤怒忧郁所致的烦躁失眠，心神不安。

因其能使五脏安和，心志欢悦，散郁安神，为悦心安神

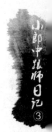

249

的要药。还具有活血消肿的作用，常用于治疗跌仆伤痛，以及肺痈疮痈肿毒。

患者，女，70岁，自诉晚上睡觉小腿会抽筋，已经很多年了。医院检查为骨质疏松，常年吃钙片。听邻居介绍过来的，想让看病不收钱的医生治疗，吃点中药。

老师听后笑笑，这种抽筋的病治疗得太多了，收到很好的反馈。

四逆散（柴胡8克，白芍10克，枳壳10克，炙甘草5克）加淫羊藿30克，小伸筋草20克。5剂，水煎服。

老师说淫羊藿和小伸筋草治疗腿抽筋的效果很好，配上四逆散疏肝解郁则效果更好。因为这是慢性疾病，情绪方面多少会受到影响。

淫羊藿能补肾，增强肾的封藏之力。小伸筋草能除湿，舒筋，活络。

我在药房特地去找了淫羊藿，发现它很普通，很平常，有点像树上的叶子，抓在手里很轻。

我在徒步穿越时见过新鲜的小伸筋草，拗断后汁液黏稠像胶水，但是经炮制后拿在手中也很平常。

中医就是用这些普通而又平常的草木，为患者解除病痛。每个医生开出来的处方都有其特点。有的医生把脉很神，开出来的方子就那几味药，滋阴补气温阳。有的医生一张处方上开出二三十味药，一拣就是一大包，心肝脾肺肾全部照顾到。

有时我会在拣药的时候，问一下来拣药的人，这药是谁吃的，哪里不舒服。

有的说，我腰痛，浑身不舒服。

有的说，我睡不好，胃不好。

小郎中跟师日记③

有的说，不知道，反正医生叫我吃这药我就吃。

农场里，割下的草被晒干了，川仔铲完草后开始铲土，我们把晒干的草堆积在一起沤草木灰。老师说想在农场搭个阅览室，随手就可取出书来看。

是啊，在空气清新的农场，躺在摇椅上，晒着暖阳，拿着一本书，就算不是用心地读书，也是一副怡然自得的画。

我们边往火里添草，边唱着山歌。

烨华姐说在这里很享受，无忧无虑地待着，都不想走了。

川仔说："是啊，这里真是个放松的好地方，可我命里缺爱，碗里缺菜，卡里缺钱。"

我们听后，打趣他只要不缺心眼就好。

人生吧，欲望太多，就永远无法满足，拥有一颗知足的心比什么都重要。

农场干活累不累？不是活的轻重，而是你拥有什么心去干。拥有快乐的心，那么身体就是快乐的，干什么都激情饱满。

弟子：师父，怎样理解药物剂量对疾病的治疗？

师父：治上焦如羽，非轻不举；治中焦如衡，非平不安；治下焦如权，非重不沉。

治疗上焦病证，用药剂量轻如羽毛；治中焦病证，用药剂量要如同平衡器；治下焦病证，用药剂量如权一样下沉。

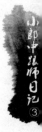

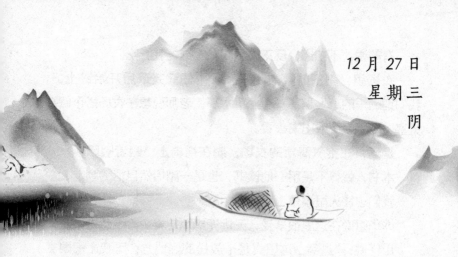

53.
楮实子、郁李仁、密陀僧、灶心土

身体就像是一辆车子，我们经常去保养的话，车子的使用寿命才能够长久！如果我们不懂得保养，车子的损坏频率就会比较高！

楮实味甘，壮筋明目。

益气补虚，阳痿当服。

甘能益力生肌肉，又因其为子类药，诸子皆降入肾，像植物的种子可以传宗接代，让人体生殖机能增强。

其性味甘寒，入肝、脾、肾经，具有补肾清肝，明目，利小便的功效。常用于腰膝酸软，目生翳膜，水肿胀满等。

郁李仁酸，破血润燥。

消肿利便，关格通导。

郁李仁归脾、大肠、小肠经，与火麻仁、柏子仁配伍，可治疗津枯肠燥，腹胀便秘。还具有下气利水的作用，用于治疗水肿，脚气浮肿，小便不利。

此外，郁李仁润肠通便，行大肠气滞较强，孕妇慎用。

密陀僧咸，止痢医痔。

能除白癜，诸疮可治。

密陀僧性味咸平，有毒，归肝、脾经，内服可祛痰镇惊，外用可治疗痔疮，湿疹湿疮，溃疡不收，疥癣，狐臭，白癜风。

伏龙肝温，治疫安胎。

吐血咳逆，心烦妙哉。

伏龙肝，又称灶心土，就是农村烧柴火的灶里面的土，是一味很好的药物。

其性温通，守而不走，归脾、胃经，善于温中止血，治疗脾气虚寒不能统血所致的吐血，便血，崩漏；还具有温中止呕的作用，用于治疗胃寒呕吐，妊娠恶阻，脾虚久泻。

灶心土使用前应先用布包好，先煎或煎汤代水。

患者，男，30岁，自诉失眠，半夜惊醒后不易入睡，平素腰酸腿软。

老师把完脉说："你左右脉象大小不一，说明体内气机阴阳对流不好，嘴唇乌暗，平时要多注意生活习惯，不要浏览不健康的网站。"

要知道酒是穿肠毒药，色是刮骨钢刀，节制自己的欲望，就算不吃药病也能好！

老师说，患者听，但愿他能够听到心里面去！

想了想老师又说，用四逆散（柴胡8克，白芍10克，枳

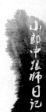

壳 10 克，炙甘草 5 克），加腰三药（黄芪 30 克，杜仲 10 克，枸杞子 15 克），加合欢皮 30 克，夜交藤 30 克，生姜、大枣各 10 克。3 剂，水煎服。

夜交藤，又称首乌藤，具有养心安神的功效，用于失眠多梦；而合欢皮则解郁安神，用于心神不安，忧郁失眠的治疗。

生姜、大枣不可小看，可用于食疗，也可用于治病，在这里则专用于病人两手脉象不一致的调和。

药房里，我依旧在努力地记忆每一味常用的中草药，紫草是紫色的；酸枣仁、杏仁、莲子研碎之后，药效更容易发挥出来；牛大力销售得很快；根薯入冬采挖服用，叫"食其时，百骸理"。

作为一个喜欢煲汤的五经富人，用顺时节的药材煲汤服用，这也是常识。中午，我们就喝用牛大力煲的汤，清香！

《南方青草药实用全书》记载：牛大力又称倒吊金钟，其性味平甘，具有祛风除湿，强筋活络，补虚润肺的功效。

外地来了两位朋友也来农场帮忙干活，他俩在红薯地田埂上争论红薯藤可不可以吃，两个人谁也不服谁，很有意思。

我把土松完之后，和阿金一起种莴笋。新种的菜要浇水，在浇水的时候，有一位朋友过来帮忙，老师也正好过来看我们种的菜。

朋友冲着老师说："把水提过来。"

老师说："做事干活不假借他人之手，身体才能得到锻炼……"

《万病之源》在台湾发售，我们都为老师高兴，打趣说让老师请客。自家地里的白萝卜，配上大姨丈的手煎豆腐，哇，包粄的美味呀！

老师哈哈大笑说："我们以后写的书要面向世界，向世界普及中医知识。其实我最希望的是，能在小学的教材中普及中医知识。"

弟子：师父，把中医知识普及到小学，只是时间早晚的问题。

师父：先天下之忧而忧，后天下之乐而乐。

心系天下，让中医尽早在小学普及开来，让天下苍生没有疾病的痛苦！

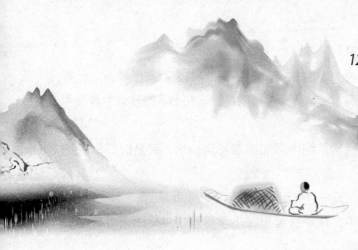

54.
石灰、穿山甲、蚯蚓、蟾蜍

如果用一种心不甘情不愿的态度去做事的话，身体会越干越没劲，而用一颗快乐的心去做事，身体内的细胞也将是喜悦的。

石灰味辛，性烈有毒。

辟虫立死，堕胎甚速。

千锤万凿出深山，烈火焚烧若等闲。

粉身碎骨全不怕，要留清白在人间。

石灰分为生石灰和熟石灰，加入水后生石灰就开始和水发生反应，会释放出大量的热量，变成熟石灰，可用于室内装

256

饰的涂抹。熟石灰有极强的腐蚀性，很容易伤害到皮肤。

我们在生活中可经常看到石灰的身影，在农田种菜的时候，有经验的农民会在地里撒上石灰，预防害虫毁坏蔬菜庄稼。由虫毒之类引起的疮疡，湿疹，用石灰调敷，有很好的治疗效果。

穿山甲毒，痔癣恶疮。

吹奶肿痛，通经排脓。

穿山甲性微寒，味咸，归肝、胃经，与王不留行均为产后乳汁不通的常用品。

其性善走窜，泄降力猛，药力强，具有活血消癥，搜风通络，通经下乳的作用，可用于治疗血滞经闭，癥瘕，中风瘫痪，麻木拘挛，乳汁不通；还具有消肿排脓的作用，用于治疗痈肿疮毒，瘰疬。

炮制后的穿山甲效果较好，但要注意疮痈已溃者忌用。

蚯蚓气寒，伤寒温病。

大热狂言，投之立应。

蚯蚓，又称地龙，性味咸寒，归肝、脾、膀胱经，具有清热定惊，平喘，利尿降压的功效，用于治疗高热癫狂，肺热喘咳，水肿尿少，肝阳上亢型高血压病。

与黄芪、当归、川芎配伍，可治疗关节痹痛，肢体麻木，半身不遂。

蟾蜍气凉，杀疳蚀癖。

瘟疫能辟，疮毒可祛。

蟾蜍，又称癞蛤蟆，性温，味辛，有毒，归心经，可解毒止痛，治疗痈疽疔疮，瘰疬，咽喉肿痛，牙痛；还可开窍醒神，用于中暑神昏，痧胀腹痛吐泻。

因其有毒，内服千万不可过量，外用不可入目。

患者，男，20岁，自诉拉肚子，吃完烧烤后肚子不舒服，拉到肛门都热辣辣的痛。

老师把完脉后问，下次还吃烧烤吗？

患者摇头。

老师指着发烫的手掌心说："这种拉肚子是因肠道热毒过盛所致，去药店买些大黄泡水喝吧。你肠胃不好，烧烤就不要再吃了，以后再吃、再犯就容易引发其他疾病。养生要从年轻的时候做起。"

《神农本草经》曰：大黄味苦，寒，主下瘀血，血痹，破癥瘕积聚，留饮，宿食，涤荡肠胃，推陈致新，通利水谷，调中化食，安和五脏。

有人会有疑问，大黄不是泻药吗，拉肚子怎么还用大黄？

别忘了，利无止法，大黄有涤荡肠胃，推陈出新的作用。把肠道中的浊垢卸下来后，拉肚子不就自动止住了吗？

值得注意的是，脾胃为后天之本，前半生通过脾胃来养身体，后半生通过锻炼身体以保养脾胃。

脾胃功能刚恢复，不要过度饱食，清淡饮食为宜。

今天下雨，天气有些冷，来药房买药的人较少。也好，我可以利用这空闲的时间，再看看药物的归格，想想药物的形态。

早上老师讲：蚯蚓无爪牙之利，筋骨之强，上食埃土，下饮黄泉，用心一也。

于是我来到存放蚯蚓的药格，拿出来打量着它，一层皮，毕竟是血肉有情之品，有一股腥味，不太好闻，与在田地里看到的蚯蚓有些许不同。

曾姐用密封袋把枸杞子装好封口，我拿了几粒试了一下，口感还挺不错的，掰开，可看到一粒粒黄色的子。

　　枸杞子日常使用较多，可入药，可煲汤，我有时会把它当零食吃，蒸菜时偶尔也会放一些枸杞子，以调味配色。另外，五子衍宗丸内也有枸杞子。

　　农场里，川仔已经把一块地的草都锄完了。老师用竹子搭的阅览室也差不多完工了，铺上一块油纸还可挡雨。

　　老师说："大自然供给我们竹，我们再把别人丢弃不要的绳子捡来，加固竹子，再盖上油纸，到时放上一些书，在这里多好。"

　　我想起一句话：万物皆为我所用，但非我所属。是呀，百年之后还会有什么东西属于自己？

　　弟子：师父，时间过得好快呀，一转眼就过年了。

　　师父：古人不见今时月，今月曾经照古人。

　　保持一颗平常心，活在当下，快乐地干活，快乐地看书，快乐地休闲。

259

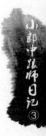

神在手前·意透其中·如网天罗·无病能逃

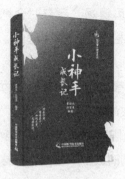 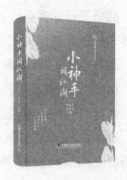

小神手成长记　　　　　　　　　　小神手闯江湖
曾培杰　汪雪美　编著　　　　　　曾培杰　汪雪美　编著
定价 35.00 元　　　　　　　　　　定价 35.00 元

　　《小神手成长记》主要记载了作者教授十里八村的儿童明理、认穴、推拿治病的各种小故事，也是真实的治疗案例。作者曾培杰借用生活中的常识、现象来重新解读中医推拿按摩中常运用到的理论。作者以别样的角度重新命名这些难懂的中医推拿专业理论术语，显得活泼有趣又直接明了，如"春阳融雪理论""摇井理论""泄洪减压理论"等 40 个理论。并为这些理论编写了通俗易懂、朗朗上口的口诀，便于记忆和传播。全书语言风趣幽默，将枯燥的理论改头换面融入一个个小故事中，兼具了趣味性和学术性。适宜广大中医药爱好者和热衷于保健养生的人群阅读参考。

　　《小神手闯江湖》是《小神手成长记》的姊妹篇，也是这一系列中的实践操作篇。本书作者曾培杰结合自身多年的临床经验，博采众长，详细讲述了头面五官科疾病、消化系统疾病、皮肤科疾病、妇科疾病、泌尿系统疾病等 100 种疾病的中医推拿治疗方法和简单的方药。作者细致地讲解了每一种疾病，并附有症状、治法、调养宜忌和真实病例。全书结构条理清晰，语言通俗易通，教授的方法简单易学。适合中医药临床工作者和广大中医药爱好者借鉴参考。

纷繁的世界里，有个中医的"桃花源"
　闲来干干农活，看看田间的"扁鹊"

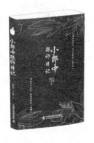

小郎中跟师日记
曾培杰　丁润雅　著

定价 28.00 元

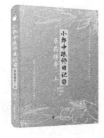

小郎中跟师日记②：
草药传奇（上）
曾培杰　丁润雅　著
定价 30.00 元

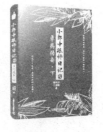

小郎中跟师日记②：
草药传奇（下）
曾培杰　丁润雅　著
定价 30.00 元

　　一位资深的医护工作者在重病之后，深切地体会到中医学的珍贵，毅然决然地从湖南来到广东省揭阳市五经富镇，登门拜师，跟随曾培杰医生学习中医。并用日记的形式记录下作者每日跟诊学习的收获和在田间劳作的乐趣，把曾培杰医生诊治诸多疾病的临床经验和学术思想，淋漓尽致地展现出来，也原汁原味地描绘出作者在这个美丽的南方小镇中生活的画面。通过作者每日跟诊学习的积累，可以看到中医师带徒这一教学模式的独特之处，在跟诊抄方之中，把中医之道传承下来。

中医小说普及系列

这里是中医人的江湖。
身怀绝技的名家，隐去现实中的身份，
化入书中讲述他们的故事。
登堂入室的针客记下了他一步步的成长，
禅院的老主持点破医道路上的关隘，
初出茅庐的小子一路游学参访杏林名家，
深藏民间的药王在"战场"上调兵遣将……
用中医人的情怀做侠客的梦，
化针药为刀剑笑傲中医江湖。

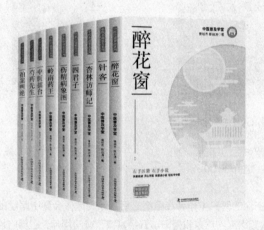

岭南药王　定价 18.00 元

杏林访师记　定价 22.00 元

伤精病象图　定价 22.00 元

醉花窗　定价 25.00 元

中医擂台 定价 28.00 元

四君子　定价 22.00 元

拍案叫绝　定价 25.00 元

芍药先生　定价 28.00 元

针客　定价 22.00 元